René Bostelaar (Hrsg.), Ellen Schaperdoth,
Laura Lunau, Sabine Eming, Tobias Beckurts

Wundmanagement in der Klinik

Ein Ratgeber zum Umgang mit chronischen Wunden

schlütersche

Bibliografische Information Der Deutschen Bibliothek
Die Deutsche Bibliothek verzeichnet diese Publikation in der Deutschen Nationalbibliografie;
detaillierte bibliografische Daten sind im Internet über http://dnb.ddb.de abrufbar.

ISBN-10: 3-89993-162-9
ISBN-13: 978-3-89993-162-4

Der Herausgeber:
René A. Bostelaar
Klinikum der Universität zu Köln
Kerpener Str. 62
50937 Köln

Der Herausgeber:
Dipl.-PM (FH) René Bostelaar ist Pflegedirektor und Mitglied des Vorstands des Klinikums der Universität zu Köln. Er ist Mitglied im Beirat der ICW.

Die Autoren:
Ellen Schaperdoth und Laura Lunau sind Krankenschwestern mit langjähriger Erfahrung und zertifizierter Ausbildung in der Wundversorgung. Sie arbeiten im Wundmanagement des Klinikums der Universität zu Köln.
PD Dr. Sabine Eming ist Oberärztin in der Klinik und Poliklinik für Dermatologie und Venerologie. Sie leitet die interdisziplinäre Wundambulanz im Klinikum der Universität zu Köln.
PD Dr. Tobias Beckurts ist leitender Oberarzt der Klinik und Poliklinik für Visceral- und Gefäßchirurgie im Klinikum der Universität zu Köln.

Mehr wissen – besser pflegen!

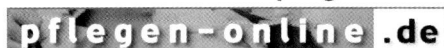

Besuchen Sie unser Pflegeportal im Internet.

Satz: PER Medien+Marketing GmbH, Braunschweig
Druck und Bindung: sachsendruck GmbH, Plauen

Inhalt

Ellen Schaperdoth, Laura Lunau

Ellen Schaperdoth, Laura Lunau

Ellen Schaperdoth, Laura Lunau

Ellen Schaperdoth, Laura Lunau, Tobias Bechurts

8

Vorwort des Herausgebers

Krankenhausmanager stehen heute vor der Aufgabe, ein Krankenhaus aus der »Planwirtschaft« in die »Marktwirtschaft« zu überführen. Diese Veränderung erfolgt in Zeiten knapper finanzieller Ressourcen und eingreifender Umstrukturierungen des Gesundheitssystems. Die Einführung des neuen Entgeltsystems der DRGs mit der Konvergenzphase stellt Krankenhäuser zusätzlich vor große Herausforderungen.

Bei der Budgetierung von Leistungen und Abnahme der Einnahmen steigen gleichzeitig die Anforderungen von Gesundheitsleistungen und die Ansprüche an deren Qualität weiter. Ursachen hierfür sind u. a. die Zunahme der chronischen Erkrankungen und die demografische Entwicklung der Gesellschaft. Der medizinische Fortschritt führt zusätzlich zu einer Morbiditätsverschiebung und verschärft zukünftig diese Problematik.

Unser staatlich gesteuertes Gesundheitswesen ist für den wachsenden Markt der Gesundheitsleistungen zu unflexibel. Die noch vorherrschenden Strukturen und Prozesse sind überaltert und passen nicht in eine marktwirtschaftlich ausgerichtete Kliniklandschaft.

Aufgrund dieser Tatsachen müssen Prozesse reorganisiert und Strukturen angepasst werden. Das Klinikum der Universität zu Köln hat die Notwendigkeit von Re-Engineering-Maßnahmen als strategisches Instrument zur Bewältigung der Herausforderungen erkannt und mit dem Aufbau des Wundmanagements am Klinikum operativ umgesetzt.

Zahlreiche Behandlungsstrategien für die Versorgung chronischer Wunden und die Entwicklung von immer komplexeren Produkten seitens der Industrie erschweren den Anwendern die Übersicht. Dadurch treten Unsicherheiten in Bezug auf Indikationen, Kontraindikationen sowie den richtigen Umgang mit den Materialien auf.

Die Behandlung von chronischen oder Problemwunden sollte sinnvollerweise in einem Team erfolgen.

Mit diesem Buch, das die theoretischen sowie die praktischen Grundlagen und Expertentipps rund um die Wundversorgung beinhaltet, möchten wir Sie an den Erfahrungen unseres Wundmanagements teilhaben lassen.

Somit stellt dieses Buch ein unverzichtbares Nachschlagewerk für die Praxis dar und bietet wertvolle Anregungen für den Klinikalltag.

Köln, im März 2006   René A. Bostelaar

Vorwort

Schätzungsweise leiden bis zu fünf Millionen Menschen in Deutschland an einer chronischen Wunde. Die Behandlung dieser Wunden kostet ca. fünf Milliarden Euro pro Jahr. Dabei werden aber nur etwa 30 bis 40 % der Materialien wirksam eingesetzt.

Es gibt zahlreiche Behandlungsstrategien für die Versorgung chronischer Wunden. Neue Erkenntnisse aus der Forschung lassen die komplizierten Vorgänge der Wundheilung deutlich werden. Die Industrie nutzt diesen Trend und entwickelt immer komplexere Produkte. Die Vielfalt der Versorgungsprodukte wird dabei für den Anwender immer schwerer überschaubar. Zusätzlich führen unterschiedliche pflegerische und ärztliche Auffassungen im Bereich der Wundversorgung zu unnötigen Störungen. Die Praxis ist geprägt von häufig wechselnden Behandlungsverfahren, woraus eine mangelnde Kontinuität in der Versorgung resultiert. Verschiedenste Materialien werden mit unterschiedlichem Erfolg, Zeit- und vor allem unkontrolliertem Kostenaufwand eingesetzt.

Aus diesen Gründen entschloss sich der Klinische Vorstand des Klinikums der Universität zu Köln zur Durchführung des Projekts »Einheitliches Konzept zur Versorgung chronischer Wunden«.

Ziel dieses Projektes ist die Sicherung der Qualität durch die Standardisierung der Behandlung, auf der Grundlage von Verfahrensanweisungen. Als weitere Informationsquelle für die Mitarbeiter auf den Stationen erarbeiteten die Autoren eine Wundfibel, die Ihnen mit diesem Buch vorliegt. Dabei wurden nicht nur nationale Literatur, sondern vor allem internationale evidenzbasierte Leitlinien genutzt.

Das Buch setzt sich aus zwei Teilen zusammen. Der erste, »strategische«, Abschnitt beschreibt den Prozess der Implementierung des Wundmanagements im Klinikum.

Im zweiten Teil steht die Vermittlung von Basis- und speziellem Fachwissen auf der Grundlage von neuesten pflegewissenschaftlichen und medizinischen Forschungsergebnissen im Mittelpunkt, die in Evidenzgrade bzw. Empfehlungsklassen eingestuft sind. Beispielhaft wird die Wundversorgung von chronischen Wunden wie z. B. Dekubitus, Ulcus cruris oder dem diabetischen Fußsyndrom anhand von Verfahrensanweisungen dargestellt.

Die Einteilung der Evidenzgrade bzw. Empfehlungsklassen erfolgte in den meisten Leitlinien (Nationaler Expertenstandard Witten/Herdecke, Compliance Netzwerk Ärzte HFI e.V., RNOA assessment & management of stage I to IV pressure ulcers, New Zealand Guideline Group) nach der AHCPR-Klassifikation.

Grad:	Empfehlungsklasse:
A	Schlüssige Literatur, die mindestens auf einer randomisierten kontrollierten Studie aufgebaut ist
B	Nicht randomisierte klinische Studien
C	Belegt durch Berichte und Meinungen von Expertenkreisen oder Konsensuskonferenzen

Ein anderes Klassifizierungsschema nutzen die Ministry of Health Nursing clinical guidelines, European Pressure Ulcer Advisory Panel, National Health Service, Wound, Ostomy and Continence Nurses Society:

Stufe A	Systematische Übersichtarbeiten oder Meta-Analysen, randomisierte kontrollierte Studien (RTCs) oder mindestens eine RTC
Stufe B	Mindestens eine kontrollierte Studie ohne Randomisierung oder mindestens eine quasi-experimentelle Studie
Stufe C	Alle nicht experimentellen deskriptiven Studien
Stufe D	Berichte oder Meinungen von Expertengremien und/oder klinische Erfahrungen anerkannter Institutionen

Die Autoren möchten mit diesem Buch Prozesse und Abläufe verdeutlichen und somit eine Brücke zwischen Theorie und Praxis schlagen.

Danksagung:

Unser besonderer Dank gilt Professor Dr. med. Dr. h.c. T. Krieg, Direktor der Hautklinik Köln, der mit steter Unterstützung und großem Engagement den Fortschritt in der Wundbehandlung vorantreibt und mit vielen wichtigen Hinweisen und Anregungen zum Gelingen dieses Buches beigetragen hat.

Danken möchten wir an dieser Stelle auch Carmen Willems, Rudolf Pape, Margaret Bryant und Iris Rosenbaum, ohne deren standhafte und tatkräftige Unterstützung dieses Werk nicht veröffentlicht worden wäre.

Köln, im Mai 2006

Ellen Schaperdoth

Einleitung

Wundheilungsstörungen – Eine interdisziplinäre Herausforderung

Sabine A. Eming

Die Wundheilung ist ein komplexer, zellbiologischer Vorgang, der für alle Organismen von lebenswichtiger Bedeutung ist.

Wenn normale Wundheilungsmechanismen durch verschiedenste Grunderkrankungen behindert werden, kann sich bereits nach einem Bagatelltrauma eine schlecht heilende Wunde entwickeln. Weltweit leidet ca. ein bis zwei Prozent der Bevölkerung an Wunden mit gestörtem Heilungsverlauf, meist auf dem Boden einer Grunderkrankung.

Um kausale Therapien einleiten zu können, ist es notwendig, die Grunderkrankung zu erkennen und zu behandeln. Dies erfordert häufig ausgedehnte differentialdiagnostische Überlegungen, die einen interdisziplinären Ansatz zwischen nicht operativen und operativen Fachdisziplinen erfordern. Aufgrund der Vielfältigkeit der zu Grunde liegenden Ursachen und einer hohen Rezidivrate stellen chronische Wundheilungsstörungen ein großes sozioökonomisches Problem dar. Zusätzlich erschweren uneinheitliche und unkoordinierte Maßnahmen in Diagnostik und Therapie eine ökonomische Vorgehensweise.

Neben der Grunderkrankung behindern lokale Störfaktoren den Wundheilungsprozess und können trotz Behandlung der Systemerkrankung zur Therapieresistenz führen. Gerade in den letzten Jahren kam es zu großen Fortschritten im Verständnis von lokalen Störfaktoren auf molekularer und zellulärer Ebene. Aus diesen Erkenntnissen heraus konnten bereits innovative therapeutische Konzepte entwickelt werden.

Derzeit stehen zahlreiche Produkte für die lokale Wundtherapie zur Verfügung und schließen neben den Wundauflagen rekombinante Wachstumsfaktoren und zelltherapeutische Ansätze ein.

Die moderne Lokaltherapie chronischer Wunden leitet sich somit aus der Kombination der neuen Erkenntnisse der Grundlagenforschung und der klassischen Therapie ab. Die Anwendung erfordert detaillierte Kenntnisse.

Aus den Betrachtungen wird deutlich, dass die moderne Wundtherapie komplex ist und eine interdisziplinäre Herausforderung darstellt, die zunehmend unter gesundheitsökonomischen Gesichtspunkten betrachtet werden muss. In der nicht spezialisierten Praxis ist es oft schwierig, derart komplexe Handlungsabläufe effizient zu gestalten, so dass es für Patient und Arzt häufig unnötig zu zeit- und kostenintensiven Abwicklungen kommt.

Um die Qualität und die Effizienz der Wundversorgung nicht zu gefährden, ist es dringend notwendig, Strukturen zu entwickeln, die eine koordinierte und standardisierte Vorgehensweise ermöglichen.

Zu diesem Zweck erfolgte bereits in den letzten Jahren, insbesondere an Krankenhäusern wie auch am Klinikum der Universität zu Köln, die Einrichtung spezialisierter Wundzentren. Durch fachliche Kompetenz und Interdisziplinarität kann hier das gesamte Spektrum einer detaillierten Diagnostik, innovativer und zum Teil aufwändiger Therapieformen wie auch der Prophylaxe und Beratung angeboten werden. Grundlage für die Effektivität solcher Wundzentren ist die Nutzung durch die Praxen vor Ort, denen je nach Bedarf ihrer Patienten ein Zugriff auf derart spezialisierte Wundambulanzen ermöglicht werden sollte. Nur die enge Zusammenarbeit zwischen den unterschiedlichen medizinischen Fachdisziplinen und insbesondere zwischen ärztlicher und pflegerischer Seite kann eine ökonomische Wundversorgung gewährleisten.

In diesem Buch wurden unter Berücksichtigung der Handlungsempfehlungen und Leitlinien verschiedener Fachgesellschaften sowie der langjährigen Erfahrung der Autoren neue Erkenntnisse in der Diagnostik und Therapie von Wundheilungsstörungen zusammengefasst.

Es geht um eine praxisrelevante Verknüpfung von Basiswissen und fachspezifischer Pflege. Das Buch soll Pflegenden und Ärzten als Leitfaden für die tägliche Behandlung von Wundheilungsstörungen dienen, um ein einheitliches Therapiekonzept zu erreichen.

1 Wundmanagement am Klinikum der Universität zu Köln

1.1 Die allgemeine Situation

Die Lebenserwartung des Menschen ist in den letzten Jahrzehnten kontinuierlich gestiegen, dies führte zu enormen Veränderungen im Gesundheitssystem. Durch diese demografischen Veränderungen stellten sich Krankheitsbilder ein, die in diesem Ausmaß vor 20 Jahren deutlich geringer waren. Sekundär heilende Wunden, Ulcus cruris, Dekubital-Ulcera etc. treten immer häufiger als Komplikationen des »Alters«, der Immobilität und der lebenserhaltenden Gerätemedizin auf.

Ca. zehn bis 15 % der Bevölkerung in der Bundesrepublik sind heute von einer Venenerkrankung betroffen. Das sind etwa neun bis 13 Millionen Menschen. Bei 67 % der Betroffenen tritt eine eingeschränkte Berufsfähigkeit ein. Der entstandene volkswirtschaftliche Schaden durch Produktionsausfälle, medizinische Leistungen etc. wurde 1998 auf zwei Milliarden Mark beziffert (vgl. *Berg* 1998, S. 12). Vom so genannten »offenen Bein« sind in Deutschland 1,2 Millionen Patienten (ca. 1 % der Bevölkerung) betroffen. 85 % der Beingeschwüre haben ihre Ursache im gestörten Rückfluss des venösen Blutes. Lediglich 8 % der Geschwüre am Bein werden durch eine arterielle Minderdurchblutung verursacht. Mit einer Abheilrate von 66 bis 90 % nach drei Monaten und einer Rückfallquote bei primär abheilenden venösen Geschwüren von 30 bis 57 % innerhalb von sechs Jahren ist dies ein bedeutender Kostenfaktor für das Gesundheitssystem (vgl. *Zimpfer* 1998, S. 26).

Auf sechs bis acht Millionen schätzt der Deutsche Diabetiker Bund die Zahl der Diabetes-Patienten in der Bundesrepublik, einschließlich einer Dunkelziffer von 50 bis 60 % (vgl. *Weinhardt* 2000, S. 42–45). Der Blick in die Zukunft stimmt auch hier kaum zuversichtlich, gehen Experten doch von einer Verdoppelung der Fallzahlen bis zum Jahr 2010 aus (vgl. *Böhm* 1999, S. 21). Aufgrund einer nicht ausreichenden Diabetes-mellitus-Therapie kann es zu drastischen Folgen wie z. B. zu einem diabetischen Fußsyndrom kommen. Bei jedem fünften Diabetiker stellen sich, als eine Spätfolge seiner nicht behandelten Grunderkrankung, Fußprobleme ein. In Deutschland wird jährlich mehr als 25.000 Diabetikern eine Extremität amputiert, so dass etwa jeder zehnte Diabetiker mit einer Fußverletzung (ca. 280.000 Fußläsionen pro Jahr) und anschließender Amputation als endgültige Therapie rechnen muss.

Immobilität des Kranken, Personalnotstände, unzureichende Vergütung der Behandlung durch die Versicherungsträger im ambulanten Bereich und oftmals Unkenntnis der Behandelnden bei der Prophylaxe der Patienten sind u. a. Faktoren, die eine akute, chronische oder Dekubital-Ulceration entstehen lassen. Dies trifft sowohl für die Klinik, das Pflegeheim als auch für die häusliche Situation zu. Aktuelle Zahlen belegen, dass es in Deutschland jährlich 700.000 Dekubital-Ulcera gibt (vgl. *von Hallern* 1997, S. 3). Für die folgenden Jahre bedeutet dies für das Gesundheitssystem, dass in diesem Bereich mit einer enormen Kostenexplosion gerechnet werden muss (vgl. *Zwierlein* 1997, S. 3).

Diese Thematik ist wegen der großen Relevanz in der Bundesrepublik heute nicht mehr zu ignorieren. Durch die steigende Zahl älterer und immobiler Patients, Personalnotstände, wegen unzureichender Vergütung der Behandlung durch die Versicherungsträger, wegen des Kostendrucks auf die Krankenhäuser und dem daraus resultierenden Druck, die Verweildauer zu senken, werden die Patienten schneller entlassen (vgl. *von Hallern* 1997, S. 3 ff.).

Dies bedeutet, dass noch pflegebedürftige Patienten meist über die Pflegeversicherung im Pflegeheim oder durch den ambulanten Pflegedienst versorgt werden müssen. Hier ist festzustellen, dass die Versorgung vermehrt von ungelernten Kräften durchgeführt wird. So aber lässt sich keine qualifizierte Pflege chronisch kranker Menschen erzielen (vgl. *Panknin* 1999, S. 9).

Durch den Ausbau der häuslichen Pflege und die sehr schlechte Fachkraftquote von weit unter 50 % in allen Einrichtungen der Altenhilfe (vgl. *Höfert* 1999, S. 10) wird das Thema »Dekubital-Ulcera« in Zukunft im Bereich der Pflege ein ständiger Begleiter sein.

1.2 Die rechtlichen Grundlagen

Recht und Gesetz definieren den Standard und setzen verbindliche Grenzen. Dies sind oft Meilensteine für Patienten, Anwender und alle weiteren Beteiligten im Gesundheitswesen einschließlich der ambulanten und stationären Einrichtungen.

Festzustellen ist, dass es bislang in den letzten Jahrzehnten in Deutschland keine nennenswerten strafrechtlichen Verurteilungen aufgrund eingetretener Schadensfälle bei Komplikationen in der Wundversorgung durch therapeutische oder pflegerische Fehlleistungen gab (vgl. *Röhlig* 2000, S. 35).

Eine vermeidbare Infektion der Wunden, wie auch die daraus resultierende übermäßige physische und psychische Belastung des Patienten, indiziert eine Körperverletzung. Schließlich leiden durch entsprechende Behandlungsfehler die körperliche Integrität und das Wohlbefinden des Patienten. Es ist nicht zu verkennen, dass aufgrund grober Fehler in der Wundversorgung selbst ein tödlicher Ausgang vorprogrammiert sein kann, der bei möglichem Kausalitätsnachweis der unzureichenden Versorgung eine fahrlässige Tötung darstellt (vgl. *Röhlig* 2000, S. 35).

Bei der strafrechtlichen Verantwortung des Behandlungsteams in Fragen der Wundversorgung ist jedoch mit Nachdruck schützend für Ärzte und Pflegepersonal anzumerken, dass eine persönliche strafrechtliche Haftung je nach Ausgang einer Wundkomplikation wegen fahrlässiger Körperverletzung oder Tötung nur dann in Betracht kommt, wenn mit an Sicherheit grenzender Wahrscheinlichkeit und ohne erkennbare Zweifel feststeht, dass der eingetretene körperliche Schaden durch konkrete ärztliche oder pflegerische Fehlleistungen eingetreten ist. Dabei ist festzustellen, ob ein Dekubital-Ulcus bei sicherer Prophylaxe oder eine Infektion bei angemessenem hygienischem Verhalten vermeidbar gewesen wäre (vgl. *Röhlig* 2000, S. 36).

Das noch eingeschränkt durchsetzbare Spektrum strafrechtlicher Haftung im Schadensfall darf jedoch nicht dazu verleiten, die rechtliche Verantwortung auf die leichte Schulter zu nehmen. Insbesondere im Bereich zivilrechtlicher Ausgleichsansprüche, wie Schadensersatz und Schmerzensgeld, stehen die Verantwortlichen in der Pflicht, die sichere Versorgung nach dem aktuellen Erkenntnisstand nachzuweisen, um im Einzelfall erhebliche finanzielle Ansprüche abwehren zu können. Gelingt dies nicht, drohen gegebenenfalls nach rechtlichen Beweisverteilungsregeln entsprechende haftungsrechtliche Sanktionen. So entspricht es der eigentlich selbstverständlichen Verpflichtung aller ins Therapiekonzept eingebundenen medizinischen Mitarbeiter, die dem einzelnen Patienten zukommende Wundversorgung nach dem aktuellen wissenschaftlichen Standard durchzuführen (vgl. *Röhlig* 2000, S. 35 ff.). Bei einer qualitativ zu beanstandenden Versorgung gilt die von der höchstrichterlichen Rechtsprechung wie folgt skizzierte Beweislastregel: »*Wer grundlos von Standardmaßnahmen zur Bekämpfung möglicher bekannter Risiken abweicht oder gar die Gefahr einer Infektion setzt, muss Schadensersatzansprüche und die Folgen einer Beweislastumkehr im Schadensfall fürchten*« (vgl. BGH NJW, 1983).

Ein absurdes Beispiel, wie man in Deutschland gesetzlich mit chronischen Wunden und Dekubital-Ulcera umgeht, ist der § 37 SGB V, der besagt, dass die Prophylaxe in der häuslichen Pflege keinen Behandlungsauftrag darstellt. Es muss erst ein Dekubital-Ulcus auftreten, damit die Behandlungspflege durch den Arzt verordnet werden kann (vgl. *Höfert* 1999, S. 10).

Die Fortbildungsverpflichtung von Ärzten und Pflegenden besteht, wie durch ein Urteil des Bundesgerichtshofs formuliert, »*bis zur Grenze des Zumutbaren*«. Sie geht damit über den beruflichen Alltag hinaus und verlangt zumindest einen nachweisbaren Kenntnisstand, wie er durch das Spektrum veröffentlichter Studien und Ergebnisse in den Fachzeitschriften allen im ärztlichen und pflegerischen Metier tätigen Personen bekannt sein sollte. Dies bedeutet für die Praxis des Wundmanagements, dass, gemäß der gesetzlichen Intention zur Qualitätssicherung im Gesundheitswesen und den juristischen Vorgaben, ständig Fortbildungen in diesem Bereich stattfinden müssen (vgl. *Röhlig* 2000, S. 36).

Die Gesetzgebung verlangt von Einrichtungen des Gesundheitswesens Qualitätsmanagement und Qualitätssicherung. Denn die nach § 108 SGB V zugelassenen Krankenhäuser sowie die Vorsorge- oder Rehabilitationseinrichtungen, mit denen ein Vertrag nach § 111 SGB V besteht, sind verpflichtet, sich an Maßnahmen zur Qualitätssicherung zu beteiligen. Für die ambulante Versorgung ist die Qualitätssicherung in den §§ 132, 132a SGB V vorgeschrieben. Die Maßnahmen sind auf die Qualität der Behandlung, der Versorgungsabläufe und der Behandlungsergebnisse zu richten und sowohl für den ärztlichen als auch für den pflegerischen Bereich verpflichtend. Sie sind so zu gestalten, dass vergleichende Prüfungen ermöglicht werden. Diese sind festgeschrieben in den §§ 112, 114 SGB XI, § 137 SGB V i.V.m. §§ 70 und 112 SGB V sowie in § 1 Abs. 3 der Pflegepersonalverordnung und in § 4 des Krankenpflegegesetzes und der Prüfungsordnung. In den jährlichen Pflegesatzverhandlungen mit den Kostenträgern werden diese Gesichtspunkte und Forderungen von wachsender Bedeutung sein (vgl. *Zwierlein* 1997, S. 186).

Qualitätssicherung und Qualitätsmanagement müssen deshalb eine zentrale Aufgabe jeder Krankenhausleitung sein. Dennoch muss festgestellt werden, dass zwischen gesetzlicher

Vorschrift und Praxis eine große Diskrepanz besteht. Das Gesundheitswesen in Deutschland ist im Vergleich zu den sonstigen Industrie- und Dienstleistungsbereichen weit im Rückstand (vgl. *Kranich* 1998, S. 117). Dies gilt im Prinzip auch für andere Gesundheitssysteme europäischer und außereuropäischer Länder, obwohl die Qualitätssicherung, insbesondere in den Niederlanden und den USA, am weitesten fortgeschritten ist (vgl. *Görres* 1999, S. 176).

Eine eindeutige Begriffsbestimmung der Qualität in der Wundbehandlung ist in der Praxis ein komplexer Sachverhalt. Der Begriff »Qualität« bezogen auf Pflege und Medizin wird höchst unterschiedlich definiert und bleibt daher relativ.

1.3   Die drei Dimensionen der Qualität im Wundmanagement

Für die Pflege und Medizin hat vor allem *Donabedian* den Versuch unternommen, den Qualitätsbegriff zu definieren (vgl. *Donabedian* 1966, S. 166 ff.). Dabei zeigte sich jedoch, dass, bezogen auf das ärztliche und pflegerische Handeln, eine eindeutige Begriffsbestimmung schwer fällt.

In der folgenden Vorstellung der »drei Dimensionen der Qualität« nach *Donabedians* Theorie, geht es nicht um die Definition, sondern um den Versuch der instrumentellen Kategorisierung der Qualität, die auch für das Wundmanagement gilt.

Die Versorgungsstruktur, der Behandlungsprozess und das Behandlungsresultat sind die drei Dimensionen, die für *Donabedian* die Qualität definieren. Diese Klassifizierung basiert auf der Sinndimension der Gesundheitsversorgung als Produktionsprozess, der bei der Kontaktaufnahme des Patienten mit dem Gesundheitssystem ausgelöst wird: Aufnahme, Diagnose, Therapie, Rehabilitation und Nachsorge. Voraussetzungen für diesen Produktionsprozess sind eine Gesundheitsversorgungsstruktur bzw. ein Gesundheitsversorgungssystem. Unter diesen Voraussetzungen erfolgt der Behandlungsprozess, der eine möglichst hohe wissenschaftliche und technische Qualität gewährleistet und ein positives Behandlungsergebnis anstrebt: etwa verbesserter Gesundheitszustand, wiederhergestellte Funktionsfähigkeit, Linderung von Schmerzen und Leiden sowie die Patientenzufriedenheit (vgl. *Görres* 1999, S. 178 f.).

1.3.1   Die Strukturqualität

Die Strukturqualität einer Gesundheitseinrichtung beschreibt die Rahmenbedingungen und die Aufbauorganisation, wie z. B. die Verfügbarkeit medizinischer Technologien, Quantität und Qualifikation der Mitarbeiter, Hierarchien, Kompetenzen, Verantwortungen sowie die allseitigen Kommunikationswege. Im Allgemeinen wird davon ausgegangen, dass eine Verbindung zwischen den eingesetzten Mitteln und der medizinischen Versorgung besteht. Der Grundgedanke des strukturorientierten Ansatzes ist die Annahme, dass optimale strukturelle Voraussetzungen eher zu einem adäquaten Versorgungsprozess und Ergebnis führen, als unzulängliche Voraussetzungen. Somit bewirken qualifiziertes Personal und eine hochwertige technische und medizinische Ausstattung gute medizinische Ergebnisse (vgl. *Viethen* 1995, S. 14).

Festzuhalten ist aber, dass auch unter den besten strukturellen Voraussetzungen ein Fehlverhalten möglich ist. Ebenso wie auch unter den ungünstigsten praktischen Bedingungen bei hoher Fachkompetenz gute Ergebnisse erzielt werden können.

1.3.2 Die Prozessqualität

Die Prozessqualität umfasst alle Maßnahmen und Aktivitäten, die im Laufe des Behandlungsprozesses ergriffen oder nicht ergriffen werden, wie z. B. die Art und Weise der Durchführung der ärztlichen, diagnostischen, therapeutischen und pflegerischen Maßnahmen.

Der Schwerpunkt der Prozessqualität liegt im konkreten Handeln im Rahmen der Behandlung und Pflege. Diese ist eng verbunden mit dem individuellen Behandlungs- und Pflegeziel der jeweiligen Mitarbeiter und des jeweiligen Patienten sowie der Qualitätsphilosophie der jeweiligen Klinik.

Der Prozess einer Leistung sagt nichts über die Qualität aus. Die Prozessqualität bleibt daher lediglich ein indirektes Maß für die Qualität der Behandlung und Pflege (vgl. *Görres* 1999, S. 181).

1.3.3 Die Ergebnisqualität

Die Ergebnisqualität umfasst die Wirksamkeit und das Ergebnis des geplanten Erfolgs. Ergebnisqualität bezieht sich im Wesentlichen auf die dem medizinischen, pflegerischen und therapeutischen Handeln zuzuschreibenden Veränderungen, bezogen auf den Grad des Gesundheitszustandes und der Zufriedenheit des Patienten nach der Behandlung und Pflege. Dies gilt als primärer Beurteilungsmaßstab der Versorgungsleistungen insoweit, wie dieses Ergebnis dem Versorgungsprozess selbst zuzuschreiben ist.

Dem Versorgungsergebnis werden sowohl objektive wie auch subjektive Komponenten beigestellt. Die objektive Beurteilung (durch Messung) des Ergebnisses kommt durch einen Vergleich von erwarteten mit festgestellten Daten zustande: z. B. Tod, Behinderung, Komplikationen etc. Hierbei wird das Ergebnis entweder an Kriterien oder Standards oder im Vergleich zu Leistungen vergleichbarer Einrichtungen gemessen. Eine subjektive Bewertung des Ergebnisses erfolgt z. B. anhand der Linderung von Schmerzen und Befindensstörungen sowie des Grades an physischem, psychischem und sozialem Wohlbefinden (vgl. *Görres* 1999, S. 183).

Wesentliches Ziel des Qualitätsmanagements sind kundenorientierte Organisationsstrukturen, die vor allem in kleinen, überschaubaren, ineinander vernetzten bereichsübergreifenden Teamstrukturen zu sehen sind. Qualitätsmanagement ist weder eine Kontrollmethode noch formaler Bürokratismus. Qualitätsmanagement ist dort notwendig, wo hochkomplexe und interdisziplinäre Leistungen gefragt sind (vgl. *Hasenfuss* 1997, S. 239 ff.).

1.4 Professionalisierungstheorie für die Entwicklung des pflegerischen Handelns

Das, was die professionelle Handlungssituation von nicht professionellen Handlungssituationen unterscheidet, ist die notwendige situative Dialektik aus erlerntem Regelwissen und erworbener Deutungskompetenz.

Der Professionelle unterscheidet sich vom »Sozialtechniker« dadurch, dass er in bestimmten Situationen schnell eine Entscheidung fällen muss, ohne genug Zeit zu haben, entsprechende Begründungen für die Entscheidungen benennen zu können. Zugleich ist er aber, da es sich um eine Dienstleistung am Menschen handelt, einem trotz Klientenautonomie besonderen Begründungszwang verpflichtet. Die korrespondierenden Begründungskompetenzen erwirbt der Professionelle einerseits über seine wissenschaftlich orientierte Qualifikation und universelles Wissen, anderseits über sein Berufserfahrungswissen. Zugleich entwickelt er in seiner Sozialisation immer komplexere Handlungskompetenzen, die auch auf Intuition und Erfahrung beruhen (vgl. *Siebolds, Weidner* 1998, S. 48).

Das traditionelle Professionalisierungsbewusstsein und die umfassende Verantwortung für die Therapie am Patienten resultieren aus dem gesellschaftlichen Mandat. Es legitimiert das ärztliche Denk-, Führungs- und Hierarchieverhalten in therapeutischen Teams. Pflegende erleben diese Form der Betonung von Arztverantwortung und Institutionsautonomie durchaus als eine »paternalistisch-charismatische« Bevormundung, die in der heutigen Lage des Gesundheitssystems zu einer unrealistischen Allmachtsphantasie, dem »Halbgott in Weiß«, geführt hat (vgl. *Siebolds, Weidner* 1998, S. 46).

Die Pflegeberufe haben sich in den letzten 15 Jahren in Deutschland als eines ihrer Hauptziele ihre eigene Professionalisierung auferlegt. Im vergangenen Jahrhundert ging es in der Pflege vorrangig um Berufsstrukturfragen, wie z. B. Ausbildungskonzept, und weniger um Professionalisierungsaspekte. Die gesellschaftliche Aushandlung für ein klares Mandat der Pflegeberufe befindet sich in der Diskussion (vgl. *Siebolds, Weidner* 1998, S. 44).

Im interprofessionellen Kontext zwischen Pflege und Medizin finden sich nun zwei mandatswürdige Handlungsbereiche, die von einem Handlungspartner dominiert werden: Ärzte handeln dabei überwiegend auf der Grundlage eines traditionell verankerten, gesellschaftlich legitimierten, sozialisatorisch angeeigneten, habituell verkörperten und in der Praxis nur selten hinterfragten Professionalisierungskonzeptes.

Pflegende hingegen handeln überwiegend auf der Grundlage eines traditionell verankerten Berufsverständnisses, das in Praxis und Wissenschaft zwar zusehends hinterfragt wird, in der Entwicklung zum Professionalitätskonzept aber auf Legitimationsgrenzen durch ein fehlendes, direktes gesellschaftliches Mandat und auf die impliziten Widerstände der ärztlichen Profession trifft (vgl. *Siebolds, Weidner* 1998, S. 44 ff.).

Die Berufssituation im pflegerischen Bereich zeigt deshalb folgendes Bild: geringer beruflicher Status, mangelnde soziale Anerkennung, eingeschränkte Handlungsautonomie und unzureichende Gleichberechtigung gegenüber dem ärztlichen Bereich sowie die beruflichen Belastungssituationen, die vielfach zu »Burn-out«-Symptomen und einem hohen Maß an Berufsunzufriedenheit führen (vgl. *Görres* 1997, S. 37).

1.5 Die Problematik in der Wundversorgung

Der internationale Vergleich in der Krankenpflege zeigt ganz deutlich: *»Die Kompetenz und Qualität der Krankenpflege in Deutschland hinkt hinterher«* (*Gerster, Oral* 1999, S. 763). Dies wird am Beispiel der Wundversorgung sehr deutlich. In den Niederlanden, England oder den USA sind die Pflegenden federführend in der Behandlung, Beratung und Anleitung von Patienten mit akuten oder chronischen Wunden. Sie tun dies aus einem klar definierten Professionalisierungsbewusstsein heraus, das durch Pflegemodelle und Pflegetheorien entstanden ist. Die Aufgabe dabei ist es **nicht**, ärztliche Tätigkeiten zu übernehmen, sondern aus dem pflegerischen Kontext heraus die Wundversorgung durchzuführen und die daraus resultierenden Probleme für den Patienten im alltäglichen Leben zu beheben (vgl. *Gerster, Oral* 1999, S. 763 ff.).

Die Aufgaben der Pflege sind hier zum Beispiel:
- Identifizierung der individuellen Problematik der Betroffenen
- Beratung, Anleitung und Unterstützung des Patienten und seiner Angehörigen
- Aufklärung über Ursachen und Behandlungsmöglichkeiten
- Verdeutlichung der Folgen für den Alltag des Patienten
- Befähigung des Patienten, Komplikationen und die Entstehung neuer Wunden rechtzeitig zu erkennen
- Befähigung des Patienten, sein Leben mit der Wunde unabhängig und selbstständig zu gestalten

Mit diesen pflegetheoretisch geführten Praxiskonzepten sind die Pflegenden in diesen Ländern aufgrund ihrer Qualifikation und Sozialisation in der Lage, eigenständig und professionell zu handeln.

In der Bundesrepublik Deutschland dagegen wird professionelle Fallarbeit in der Pflege bislang noch zu wenig diskutiert. Hat man entsprechend des medizinischen Behandlungsprozesses seit geraumer Zeit den Pflegeprozess (Anamnese, Diagnose, Therapie/Intervention und Evaluation) als Leitmethode der klinischen Pflege thematisiert und kritisiert, so ist es kein Wunder, wenn beklagt wird, dass er in der Pflegepraxis noch nicht entsprechend funktioniert (vgl. *Schöniger, Zegelin-Abt* 1998, S. 305 ff.).

Professionelle Fallarbeit, wie sie in der Wundbehandlung verlangt wird, bedarf nicht nur einer flexiblen Leitmethode. Sie bedarf auch der entsprechenden Qualifikation der Pflegenden und der passenden Organisationsvoraussetzungen. Solange Pflegende in tayloristischen Funktionspflegesystemen für mehr als 20 Patienten gleichzeitig zuständig sind, können sie keine professionelle induktive Fallarbeit leisten. Dafür bedarf es überschaubarerer Patientenzahlen, da sich die pflegerische Fallarbeit enger am Patienten und zeitaufwändiger als etwa die medizinische Fallarbeit gestaltet.

Um einen größeren Erfolg in der Wundbehandlung zu erzielen, bedeutet dies für das tägliche interprofessionelle Handeln von Ärzten und Pflegenden, dass die professionalitätsbezogenen Faktoren nicht mehr von den qualitätsbezogenen Ebenen zu trennen sind. Das größte Problem dabei ist, dass es Aufgabe des behandelnden Arztes ist, die Anordnung und Koordination aller diagnostischen, therapeutischen und pflegerischen Maßnahmen zu übernehmen; eine Weisungsbefugnis, die immerhin den direkten Eingriff des Arztes in den vom Pflegenden selbstständig zu verantwortenden Bereich der Behandlungspflege erlaubt. Dies führt in der Praxis immer wieder zu Konfliktsituationen zwischen Medizin und Pflege (vgl. *Ellermann* 1999, S. 22 f.).

Dies zeigten auch die Ergebnisse einer Umfrage (vgl. *Gerster* 1996, S. 299 ff.), die die »Pflegezeitschrift« 1996 unter ihren rund 16.000 Abonnenten durchgeführt hat. Ziel dieser Umfrage war es, zu erfassen, wer im therapeutischen Team für die Wundversorgung zuständig war, welche Methoden der Wundversorgung durchgeführt wurden und wie sicher die Pflegekräfte sich im Umgang mit der Wundversorgung fühlten. Knapp 1.500 Fragebögen wurden ausgefüllt an die Redaktion zurückgeschickt. Diese Rücklaufquote von fast 10 % zeigt vor allem, dass das Thema »Wundversorgung in der Pflege« einen hohen Stellenwert hat.

Das Ergebnis im Einzelnen: Auf die Frage, wer in der Klinik bzw. im Pflegeheim die Wunden versorgt, hieß es in 35 % der Fälle: Die Pflegekraft übernimmt die Wundversorgung allein. In 10 % der Fälle macht es der Arzt allein. Auf die Frage, wann die Pflegekraft zuletzt an einer Fortbildung im Bereich der Wundversorgung teilgenommen hat, gaben 55 % der Befragten an, nach Beendigung der Ausbildung nie mehr an einer entsprechenden Fortbildung teilgenommen zu haben. 10 % der Befragten hatten in den letzten drei Jahren an einer Fortbildung teilgenommen und 20 % gaben an, vor 1992 einmal an einer Fortbildung teilgenommen zu haben. Nur 15 % der befragten Pflegenden wurden im laufenden Jahr fortgebildet.

Auf die Frage, ob Pflegende eine Auffrischung ihres Wissens für nötig halten oder ob sie sich sicher im Umgang mit Wunden fühlen, antworteten 82 % der Befragten, dass sie eine Auffrischung des Wissens für dringend notwendig erachten. Nur 18 % fühlten sich sicher im Umgang mit Wunden.

Als nächstes wurde gefragt: »Werden in Ihrer Einrichtung alle Möglichkeiten der modernen Wundversorgung ausgeschöpft?« Das Ergebnis lautete: In 15 % der Einrichtungen wurden alle Möglichkeiten der Wundversorgung genutzt und in 62 % der Fälle wussten die Pflegenden nicht, ob diese genutzt werden. Eine weitere Frage lautete: »Woran krankt nach Ihrer Meinung die Wundversorgung in Ihrer Einrichtung?« Die Antworten: An mangelnder Kooperation zwischen Ärzten und Pflegenden (55 %), an mangelnder Fachkompetenz der Ärzte (35 %) und an fehlendem Geld (15 %). Mit der letzten Frage wurde das Problem sondiert, warum auf moderne Methoden der Wundbehandlung verzichtet wurde. Dies geschah, so die Pflegenden, aus Unkenntnis des Arztes (40 %); aus Unkenntnis der Pflegekraft (45 %); und zuletzt weil der Glaube herrschte, dass die bewährten, alten Methoden ausreichen (36 %). Die Pflegenden wurden dann noch gefragt, mit welchen Wunden sie am häufigsten konfrontiert würden. Das Ergebnis: Zahlenmäßig stand mit 80 % aller Wunden der OP-Bereich an der Spitze, doch bereiteten diese akuten Wunden auch wegen der guten OP-Techniken und Ausbildung der Ärzte und Pflegenden und der allgemein besseren Heilungsverläufe die geringsten Probleme.

Problematisch für die Pflege waren die chronischen Wunden. An erster Stelle stand, der Umfrage zufolge, das Ulcus cruris, das in der stationären Pflege zwar nur 10 % aller Wunden ausmachte, aber wegen des größeren Betreuungsbedarfs, der noch zu 80 % mit konventionellen Wundverbänden erfolgte, mehr Pflegepersonal und damit auch mehr Arbeitskraft band als notwendig wäre. An zweiter Stelle der Problemwunden stand das Dekubital-Ulcus, das bei 5 % aller Patienten mit Langzeitpflege auftrat und insbesondere Frauen über 65 betraf. Die Versorgung geschah, der Umfrage zufolge, zu 75 % mit Salben und konventionellen Rezepturen.

Nur etwa 25 % der Patienten mit Dekubital-Ulcera in der stationären Pflege wurden mit modernen Wundversorgungsprodukten versorgt. Das Stimmungsbild dieser Umfrage zeigt, dass Pflegende in der Wundversorgung oft völlig selbstständig arbeiten müssen, wobei sie sich, wegen des schlechten Aus- und Fortbildungsstandes, zum Teil sehr unsicher fühlen, so dass das Niveau und die Qualität der Wundbehandlung in der Praxis sehr leiden.

1.6 Die Relevanz des Pflegeprozesses im Wundmanagement

Professionelle Pflege erfordert eine systematische Beschreibung und Gliederung ihrer Tätigkeitsfelder. Mit einer Taxonomie oder Klassifizierung lassen sich Ressourcen, aktuelle Probleme oder Gesundheitsrisiken leichter zuordnen, zusammenfassen und in die Pflegepraxis umsetzen.

Der Pflegeprozess ist eine systematische Methode, die den Patienten und die Pflegenden dabei leitet, gemeinsam den Bedarf an Pflege zu ermitteln, die Betreuung zu planen und umzusetzen und die Ergebnisse auszuwerten. Der Pflegeprozess ist eine systematische Methode zur Patientenbetreuung (vgl. *Brobst* 1997, S. 17 ff.).

Es wird hier nicht mehr intuitiv entschieden, was zu tun ist. Es wird auch keine Anordnung von anderer Seite unreflektiert ausgeführt, was z. B. für die professionelle Wundversorgung von großer Bedeutung ist.

Die erste umfassende Beschreibung des Pflegeprozesses entstand 1967 durch *Yura* und *Walsh*: »*Der Pflegeprozess ist eine geordnete, systematische Art und Weise der Bestimmung des Gesundheitszustandes des Klienten, der Bestimmung von Problemen, die hier als Veränderung der Erfüllung menschlicher Bedürfnisse definiert werden, zur Erstellung von Planungen, die die Probleme lösen sollen, zur Initiierung und Umsetzung dieser Planungen und zur Bewertung des Ausmaßes, bis zu welchem sich die Planungen für die Förderung eines optimalen Wohlbefindens und für die Lösung der erkannten Probleme als wirksam erwiesen haben*« (vgl. *Brobst* 1997, S. 17 ff.). Der Pflegeprozess ist dabei ein Instrument zur Verbesserung der klinischen Pflegepraxis.

In die **erste Phase** des Pflegeprozesses (Erhebung) gehören allgemeine Beobachtungen über den Patienten, die Erfassung der Anamnese und die Durchführung einer körperlichen

Untersuchung. Diese Phase ist vor allem in der Wundversorgung sehr wichtig, da die Qualität der Pflegeanamnese den Erfolg der nachfolgenden Stufen bestimmt.

Die **zweite Phase** ist die Pflegediagnose. Diese Phase besteht aus der Analyse der Erhebungsbefunde und der Formulierung von Aussagen über die aktuellen oder möglichen Gesundheitsprobleme (Pflegediagnose). Jede Pflegediagnose besteht aus den Komponenten Diagnose (Problem) und einer zugehörigen Ätiologie (Ursache). Eine Pflegediagnose könnte zum Beispiel lauten: *»Dekubitus an der rechten Ferse«*. Die dazugehörige Ätiologie könnte folgendermaßen zum Ausdruck kommen: *»Durch Immobilität, schlechten Ernährungszustand und Diabetes«*.

In der **dritten Phase** (Planung) wird, basierend auf den Pflegediagnosen, ein Betreuungsplan entwickelt. Das Ziel ist es, den Gesundheitszustand des Patienten zu verbessern, instandzuhalten oder wiederherzustellen. Falls irgend möglich, sollten der Patient und/oder seine Angehörigen in die Entwicklung des Plans miteinbezogen werden, um dem Patienten die informierte Zustimmung zu ermöglichen und um die aktive Mitarbeit von Patient und Angehörigen sicherzustellen. Diese Zustimmung des Patienten ist für die Wundversorgung von größter Bedeutung. Zu den spezifischen Aufgaben bei der Planung gehört es, Prioritäten bei den Pflegediagnosen zu setzen, Pflegeziele darzustellen, angemessene Pflegeinterventionen auszuwählen und einen Zeitrahmen für das Erreichen der Ziele festzusetzen. In dieser Phase wird auch der Pflegeplan des Patienten schriftlich oder elektronisch festgehalten.

In der **vierten Phase**, der Durchführung (Umsetzung der Planung in die Praxis), werden Handlungen ausgeführt oder delegiert, die in der Planung aufgeführt sind. Die Pflegehandlungen und die daraus resultierenden Reaktionen des Patienten werden in geeigneten Formularen oder elektronisch dokumentiert. Diese Dokumentation stellt sicher, dass der Pflegeplan auch durchgeführt wurde. Während der Durchführung des Plans können möglicherweise auch neue Probleme oder Ressourcen gefunden werden bzw. auftreten.

In der **Evaluierung** (Auswertung), der letzten Phase des Pflegeprozesses, werden die Ergebnisse der Betreuung analysiert und aufgezeigt, ob und in welchem Ausmaß die erwarteten Ergebnisse erreicht wurden. Um diese Phase zu dokumentieren, werden Aussagen zur Evaluierung schriftlich festgehalten. Es kann sich im Rahmen der Evaluierung als notwendig erweisen, dass der Pflegeplan überarbeitet, ergänzt oder umgestaltet wird.

In jeder Phase des Prozesses arbeiten Pflegende und Patient als Partner zusammen. Der Gesundheitszustand des Patienten und seine Ressourcen beeinflussen dabei den Grad seiner Beteiligung.

Die Auswirkungen des Pflegeprozesses in der Wundbehandlung führen zu einer patientenzentrierten Betreuung. Dies bedeutet, dass sich die Pflege in der Wundbehandlung nicht nur an den Erfordernissen und Gegebenheiten der Einrichtung orientiert, in der sie stattfindet, sondern vor allem auch an den Bedürfnissen des einzelnen Patienten.

Der Pflegende benötigt daher zur Anwendung des Pflegeprozesses ein fundiertes Wissen in den medizinischen Fächern, an Pflegewissen und Pharmakologie auf der einen Seite, sowie in Psychologie, Pädagogik und Soziologie auf der anderen. Desgleichen sollten die Pflegenden über ausgeprägte praktische Fertigkeiten verfügen, um dem einzelnen Patienten im ganzheitlichen Sinne, z. B. bei der Wundversorgung, gerecht zu werden (vgl. *Reimer, Fueller* 1998, S. 81 ff.).

1.7 Die Wunddokumentation

1.7.1 Rechtliche Aspekte der Wunddokumentation

Die systematische Dokumentationspflicht ist in ärztlichen und pflegerischen (§ 1 und 4, Krankenpflegegesetz) Berufsordnungen ebenso verankert wie in der höchstrichterlichen Rechtsprechung. Recht und Gesetz (§§ 12, 114 SGB XI) verpflichten die mit der Patientenversorgung befassten Mitarbeiter im ärztlichen und nicht ärztlichen Dienst zur Dokumentation der patientensicheren Versorgung und somit auch zu qualitätssichernden Maßnahmen (vgl. *Uhlenbruck* 1992, S. 333; vgl. *Geis* 1993, S. 126). Um eine Mitbehandlung und Weiterbehandlung durch Dritte zu ermöglichen, hat der Bundesgerichthof die Dokumentation als eine »*selbstverständliche therapeutische Pflicht*« bezeichnet (vgl. BGH NJW 1978, S. 2337 ff.; vgl. BGH NJW 1987, S. 1482 ff.). Grundsätzlich sind die wichtigsten diagnostischen und therapeutischen Maßnahmen zu dokumentieren. Aus den Krankenunterlagen müssen sich alle bedeutsamen Punkte der Anamnese, Diagnose, Therapie und aller sonstigen Behandlungsmaßnahmen ergeben.

Routinemaßnahmen müssen nicht dokumentiert werden (vgl. OLG Oldenburg 1991), ebenso wenig wie nebensächliche und unerhebliche Sachverhalte (vgl. BGH 1972). Bestehen für eine Vielzahl von stets wiederkehrenden Behandlungssituationen schriftliche Dienstanweisungen, so ist die Dokumentationspflicht ebenfalls eingeschränkt. So darf bei einem Dekubitusrisiko von der Dokumentation einer angeordneten Pflegemaßnahme dann abgesehen werden, wenn eine allgemeine schriftliche Anweisung besteht, die deutlich aussagt, welche einzelnen prophylaktischen Maßnahmen in den Fällen des Dekubitusrisikos unbedingt durchzuführen sind (vgl. BGH 1986).

Dies bedeutet aus juristischer Sicht, dass der Arzt im Bereich der Krankenversorgung die Aufsichts- und Weisungspflicht sowie eine ärztliche Gesamtverantwortung für die Patientenversorgung hat (vgl. BGH 1986). Dieser Grundsatz gilt auch für die Wunddokumentation.

Soweit das Pflegepersonal Maßnahmen der allgemeinen und speziellen Pflege durchführt, obliegt ihm auch die damit verbundene Dokumentation. Die Organisation der Pflegedokumentation obliegt der Pflegedienstleitung in enger Abstimmung mit dem ärztlichen Dienst. Soweit allgemeine schriftliche Anordnungen nicht vorhanden sind, müssen in jedem Fall die ärztlichen Anordnungen durchzuführender besonderer Pflegemaßnahmen im Krankenblatt dokumentiert sein (vgl. *Schneider* 1999, S. 50 ff.).

Bei der Delegation dieser oder ähnlicher Aufgaben muss der Arzt eine sorgfältige Auswahl der beauftragten Personen treffen und seinen präventiven Hinweis- sowie laufenden Kontrollpflichten nachkommen. Dieses hat er zu dokumentieren bzw. die delegierte Dokumentation zu überwachen (vgl. *Schneider* 1999, S. 50 ff.).

Mit der vom Pflegepersonal geführten Pflegedokumentation steht ein kontinuierliches, den Krankheitsverlauf des Patienten begleitendes Kontrollverfahren zur Verfügung, mit dem der gesamte Krankenpflegeprozess nachvollziehbar und transparent wird. Ziel der Pflegedokumentation ist zum einen, den Ausgangszustand des Patienten bei der Einlieferung mit dem durch die Pflege erreichten Zustand vergleichen zu können; zum anderen können die getroffenen Behandlungsmaßnahmen besser beurteilt und überprüft werden. Deshalb ist die Dokumentation sowohl Mittel zur Kommunikation als auch Mittel zur präventiven Qualitätssicherung.

Etwa 50 % der Schadensfälle im Krankenhaus sind auf mangelnde Aufklärung und unzureichende Dokumentation zurückzuführen. Ein großer Teil davon ließe sich durch gewissenhafte Dokumentation vermeiden (vgl. *Schneider* 1999, S. 50 ff.).

Die Klagefrist und somit die Aufbewahrungsfrist der Dokumentation beträgt nach den §§ 195 und 847 BGB 30 Jahre. In dieser Zeit muss sie lesbar und jederzeit verfügbar sein.

1.7.2 Die schriftliche Dokumentation

Für die schriftliche Dokumentation von Wunden (z. B. Dekubital-Ulcera) und ihrer Therapie steht in der Praxis eine Vielzahl von unterschiedlichen Dokumentationsbögen zur Verfügung. Wenn auch einige Übereinstimmungen im Bereich der Beschreibung von Wundart und Ursache bestehen, überwiegen doch die Unterschiede, vor allem im Aufbau und in der Art der Dokumentation. Die meisten Bögen beruhen auf dem Prinzip der freien Beschreibung und Verlaufsdokumentation. Hierdurch wird der forensische Aspekt der Dokumentation für den einzelnen Patienten zwar abgedeckt, aber ein Vergleich zwischen den Patienten im Sinne einer Qualitätskontrolle, wie sie der Gesetzgeber fordert, oder das Erstellen einer Kosten-Nutzen-Analyse, ist nicht oder nur mit einem enormen Aufwand möglich (vgl. *Meyer* 1998, S. 42 f.).

Die meisten Dokumentationsbögen halten sich an die Phasen des Pflegeprozesses. Neben den Stammdaten des Patienten werden die Dauer des Bestehens, die Wundart und die Ursache erfasst. Dann werden die weitere Diagnostik festgelegt und ein Aufnahmefoto der Wunde erstellt und eingeklebt oder als Dia archiviert. Im nächsten Schritt werden Wundzustand und Wundlokalisation beschrieben sowie deren genaue Größe festgelegt.

Diese Beschreibungen sind meistens subjektiv und abhängig von der Qualifikation und Ausbildung der Behandelnden, was in der Praxis zu sehr unterschiedlichen Aussagen führt. Als nächstes werden dann die Zielvorgaben der vorgesehenen Behandlung eingetragen. Hier werden Maßnahmen wie Wunddébridement, Spülungen, Verband und Sonstiges festgehalten. Anschließend müssen der Arzt und der Dokumentierende den Bogen unterschreiben.

Im Verlauf der Wundversorgung werden kontinuierlich die Durchführung, die Veränderungen der Wundbeschaffenheit, die Änderung der Planung sowie die Beschreibung und Pflege der Wundumgebung sowie der Einsatz der genutzten Materialien schriftlich dokumentiert.

1.7.3 Die elektronische Dokumentation

Die elektronische Datenverarbeitung gewinnt im Krankenhaus zunehmend an Bedeutung. Da seit einigen Jahren fast alle medizinisch-technischen Geräte mit Standardschnittstellen ausgestattet werden, ist es heute technisch machbar, die gesamte medizinische Dokumentation per EDV zu führen. Versuchsweise werden in einigen Krankenhäusern bereits Stationen, meist Intensivstationen, »papierlos« betrieben. Elektronische Dossiers haben einige Vorteile: So ist zum Beispiel der Zugriff schneller und zu allen Zeiten möglich, Verluste werden minimiert, Raumkapazitäten nicht benötigt und auf Dauer sogar Kosten gesenkt (vgl. *Roggenkemper* 1999, S. 197 ff.).

An die Form der Dokumentation stellt der Gesetzgeber im Allgemeinen keine besonderen Anforderungen. So spricht § 11 Abs. 1 der Bundesärzteordnung auch nur von »*den erforderlichen Aufzeichnungen*«. Nach § 11 Abs. 5 der Musterberufsordnung für Ärzte »*dürfen die notwendigen Aufzeichnungen auch auf elektronischen Datenträgern oder anderen Speichermedien vorgenommen werden*«. In § 28 Abs. 5 RöntgenVO und § 43 Abs. 1 und 2 ist es dem Arzt freigestellt, »*für seine Aufzeichnungen auch Bildträger zu nutzen*«.

Die Beweiskraft der elektronisch dokumentierten und archivierten Wunddokumentation, die in einer haftungsrechtlichen Auseinandersetzung von großer Bedeutung ist, wird hauptsächlich im Zusammenhang mit dem Urkundsbegriff diskutiert. Das deutsche Zivilrecht unterscheidet in der Zivilprozessordnung (ZPO) fünf Arten von Beweismitteln:
1. Augenschein
2. Zeugen
3. Sachverständige
4. Urkunden
5. Parteivernehmung

Eine Urkunde ist eine verkörperte Gedankenäußerung, deren Aussteller erkennbar ist (§ 416 ZPO). Sie besitzt die Vermutung der Vollständigkeit und Richtigkeit, wenn sie vom Aussteller unterschrieben ist, m.a.W.: Der Richter ist an ihren Erklärungsinhalt gebunden. Die Urkunde ist damit das wohl stärkste Beweismittel. Leider sind digitale Dokumente keine solchen Urkunden. Dem elektronisch gespeicherten Wunddokument fehlt die Schriftform, die Visualisierung auf einem Bildschirm ist unverkörpert und der Computerausdruck lediglich eine Kopie – ihm fehlt die Unterschrift des Ausstellers. Die digitale Wunddokumentation kann daher lediglich Gegenstand eines Augenscheinbeweises sein. Daher unterliegt sie der freien Beweiswürdigung des Richters, dieser ist an ihren Inhalt nicht gebunden (vgl. *Streckel* 2000, S. 60 ff.).

Diese Rechtsproblematik und das noch bestehende Prozessrisiko im Hinblick auf den Beweiswert der elektronischen Dokumentation haben in den vergangenen Jahren dazu geführt, dass sich die medizinischen Softwarehersteller auf dem Gebiet der elektronischen

Wunddokumentation nur zögerlich engagierten (vgl. *Rüßmann* 1999, S. 71 f.). Einige Dokumentationshersteller brachten elektronische 1:1-Kopien ihrer schriftlichen Wunddokumentationsbögen auf den Markt, die bei den Anwendern aber auf geringe Resonanz stießen.

Aber auch die Problematik der digitalen Bildaufbereitung und die dafür nötige Computerkapazität sowie die Unerfahrenheit des ärztlichen und pflegerischen Personals im Umgang mit Computern waren Ursachen dafür, dass die elektronische Wunddokumentation sich bis heute nicht durchgesetzt hat (vgl. *Zulehner* 1999, S. 56 ff.).

Die schriftliche Dokumentation von Dekubital-Ulcera führte in der Vergangenheit immer wieder dazu, dass die ermittelten Daten, Ziele und Berichte innerhalb der Dokumentationsunterlagen verteilt waren. Damit war die Effektivität der geplanten und durchgeführten Pflegemaßnahmen nicht oder nur durch aufwändige Sichtung aller Eintragungen möglich. Der Zusammenhang zwischen Ursache und Wirkung der Maßnahmen ging hierbei oft verloren. Das bewusste Auslagern der spezifischen Wunddokumentation aus der Pflegedokumentation hat zu einer absoluten Unübersichtlichkeit geführt. So sind Absprachen über Pflegemaßnahmen nicht eindeutig erkennbar, was eine definitive Erfolgskontrolle möglich macht.

1.8 Fazit

Die Wundversorgung, jahrhundertelang eine Domäne der Ärzte, hat sich im Laufe der letzten Jahrzehnte immer mehr zu einem multidisziplinären Aufgabenbereich entwickelt. Da es sich bei der Wundbehandlung um eine Krankheit mit einer eigenen ICD-Ziffer handelt, obliegt die Therapieanordnung noch immer den Ärzten. Diese basiert jedoch meistens auf pflegerischen Beobachtungen. In der Praxis finden sich die Informationen sowie Besonderheiten bei der Wundbehandlung oftmals in ungegliederter Form im täglichen Pflegebericht wieder. Häufig fehlen explizite Beschreibungen der Wunden, deren bildliche Dokumentation und Therapie sowie die konkreten Zuordnungen bezüglich der Heilungsphasen. Dieser unprofessionelle Zustand ist aus der undefinierten Zuständigkeit der Wundversorgung gewachsen.

Die Professionalisierung von Krankenpflege hängt mit den Fehlentwicklungen und den Deprofessionalisierungstendenzen der Medizin zusammen. Diese sind vor allen Dingen in der zunehmenden Begrenztheit der Handlungskompetenz und Institutionsautonomie zu suchen. Die Chance zur Professionalisierung hängt deshalb für die Krankenpflege weitestgehend von der Fähigkeit ab, ob und wie sie sich in diesen Umverteilungs- und Machtkämpfen behaupten kann und wie professionell sie Konzepte in der Praxis umsetzen wird.

Die Praxis und die Ergebnisse des Wundmanagements in unserer Klinik zeigen am Fallbeispiel der Wundversorgung, dass es für die Pflege möglich ist, professionelle Fallarbeit zu leisten. Voraussetzungen sind hier ein klares, einheitliches, therapeutisches Konzept, entsprechende Qualifikation der Mitarbeiter, ein objektives und übersichtliches Dokumentationsystem sowie ein klares autonomes Handlungsmandat.

Die wichtigste Säule für das Gelingen unseres Wundmanagements war die konsequente Qualifikation der Mitarbeiter in der Wundversorgung. Durch diese entstand bei den Pflegenden ein Gefühl der »Verantwortlichkeit« und des »Sorgens für«, was sich auf das Handeln in der Wundversorgung sehr positiv auswirkte. Hinzu kam das professionelle Dokumentationssystem: Es schaffte die nötige Transparenz und Nachweisbarkeit der Therapie im Wundmanagement.

Die Pflegenden, 24 Stunden am Tag in engem Kontakt mit dem Patienten, sind im Gegensatz zu den Ärzten, die den Patienten höchstens fünf bis zehn Minuten am Tag sehen, diejenigen, die eine optimale Wundversorgung gewährleisten können. Dieser lange und enge Kontakt zwischen Patient und Pflegenden sowie die Bedeutung eines Dekubital-Ulcus für den Patienten bewirken eine enge psychosoziale Beziehung.

Aufgrund seiner beruflichen Sozialisation kann der Pflegende diese Betreuungsaufgabe im multiprofessionellen Team am besten leisten.

Heute, nach fast zwei Jahren der Implementierung des Wundmanagements, zeigt die Praxis, dass es funktioniert. Es ist jedoch festzustellen, dass die Pflegenden vor Ort noch eine Begleitung durch das Wundexpertenteam brauchen. Hierbei geht es meist um fachliche Fragen, die aus der Unsicherheit der Verantwortung gestellt werden. Grund hierfür ist die noch ungewohnte freie pflegerische Handlungskompetenz im Umgang mit Patienten.

Trotz dieser Anlaufschwierigkeiten hat das Wundmanagement dazu geführt, dass die Pflege ein größeres Ansehen im therapeutischen Team bekommen« hat.

Zusammenfassend können für unser Klinikum nach Einführung des Wundmanagements die folgenden positiven Ergebnisse festgestellt werden:
- Elimination der Polypragmasie* in der Wundversorgung
- Erfolgreiche Erfüllung therapeutischer Nahziele, dadurch Motivierung des Pflegepersonals zur Einhaltung und Durchführung der strikten Behandlungs- und Präventionsmaßnahmen
- Leichte Überprüfbarkeit der Effektivität und Kosten in jeder Stufe des Behandlungsplans, im individuellen Fall durch ein professionelles Dokumentationssystem
- Qualitätssicherung und Kostenreduktion in der Wundversorgung
- Hohe Patientenzufriedenheit durch optimalen Therapieerfolg
- Anfang eines Professionalisierungsansatzes für die Pflege

---

* Die Polypragmasie (griech.:die Vielgeschäftigkeit) bezeichnet in der Medizin die wegen des Risikos für Nebenwirkungen zu vermeidende sinn- und konzeptionslose Diagnostik und Behandlung mit zahlreichen Arznei- und Heilmitteln sowie anderen therapeutischen Maßnahmen.

2   Die Wundheilungsphasen

Unter dem Begriff **Wunde** versteht man einen pathologischen Zustand, bei dem Gewebe mit einem mehr oder weniger großen Substanzverlust und einer entsprechenden Funktionseinschränkung voneinander getrennt und/oder zerstört werden.[1] Die Wundheilung spielt eine wesentliche Rolle im Überleben des Gesamtorganismus. Die Heilungsmechanismen sind bei vielen Körpergeweben ähnlich: Der Körper versucht stets, den entstandenen Defekt so schnell wie möglich zu schließen und die Funktion des geschädigten Gewebes wieder herzustellen. Hierbei unterscheidet man zwischen der Regeneration und der Reparation.[2]

Regeneration:

Verlorengegangenes Gewebe wird durch gleiches Gewebe ersetzt. Eine Regeneration ist beim Menschen nur im Bereich von Epidermis und Schleimhäuten möglich.

Reparation:

Verlorengegangenes Gewebe wird durch unspezifisches Binde- und Stützgewebe ersetzt. Es bildet sich eine Narbe.

Die **Wundheilung** ist ein dynamisches Geschehen mit Phasen, in denen Material auf- und abgebaut wird. Man unterscheidet drei Phasen:
1. Entzündungs-, Reinigungsphase (inflammatorische Phase)
2. Granulationsphase
3. Epithelialisierungsphase
Diese Phasen überlappen sich zeitlich und sind nicht voneinander zu trennen.

Entzündungs- und Reinigungsphase (bis vier Tage)

Die unmittelbare Folge jeder Verletzung ist die Blutung. Mit der Blutgerinnung setzt die erste Phase der Wundheilung ein. Ziel des Gerinnungsprozesses ist die primäre Blutstillung. In Folge einer Gefäßdilatation und einer Erhöhung der Gefäßpermeabilität kommt es zu einer verstärkten Ansammlung von Blutplasma im Interstitium. Dieser Vorgang unterstützt die Wundreinigung durch Ausschwemmung von Zelltrümmern, Fremdkörpern und Bakterien. Leukozyten, vor allem neutrophile Granulozyten und Makrophagen, wandern in das Wundgebiet. Ihre Aufgabe besteht in der Infektabwehr und der Reinigung der Wunde durch Phagozytose. Des Weiteren geben sie Mediatoren (Zytokine, Wachstumsfaktoren) ab, welche die nächste Phase aktivieren und stimulieren *(Fachbegriffe: siehe Begriffserläuterung).*

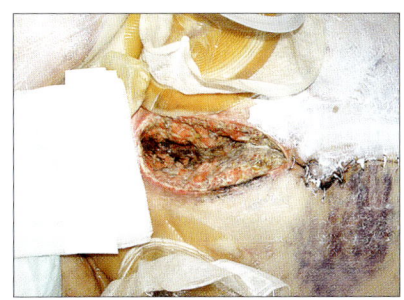

Abb. 1: Entzündungs- und Reinigungsphase (bis vier Tage).

31

Diese physiologischen Reaktionen entsprechen einem körpereigenem Débridement und äußern sich in den Entzündungszeichen Überwärmung, Ödem, Rötung, Schmerz.

In dieser Phase soll der gewählte Verband das überschüssige Exsudat, die Zelltrümmer, Schmutz und Keime aufnehmen und in seinem Inneren binden. Dadurch werden die körpereigenen Reinigungsmechanismen unterstützt bzw. beschleunigt.

Granulationsphase (ein bis 14 Tage)

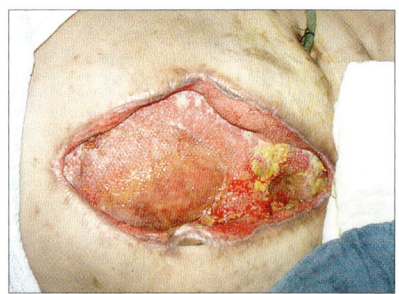

Abb. 2: Granulationsphase (ein bis 14 Tage).

In der Granulationsphase überwiegt die Zellproliferation mit dem Ziel der Gefäßneubildung und der Auffüllung des Gewebedefektes. Fibroblasten wandern in das bei der Blutgerinnung entstandene Gerinnsel und ins Fibrinnetz und nutzen dieses als provisorische Matrix.

Zytokine und Wachstumsfaktoren regulieren die Migration und Proliferation der zuständigen Zellen. Aus dem gesunden Nachbargewebe sprießen neue Gefäße, Fibroblasten und Endothelzellen in das Wundgebiet ein. Der Wundgrund füllt sich mit gut durchblutetem Granulationsgewebe. Dies ist die Grundvoraussetzung für die anschließende Epithelisierung.

In dieser Phase steht vor allem die Förderung der Granulation und der Schutz des empfindlichen Gewebes durch die entsprechende Wundauflage im Vordergrund.

Epithelisierungsphase (drei bis 21 Tage)

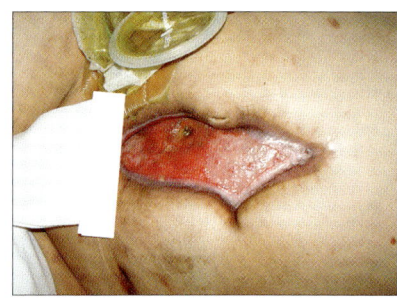

Abb. 3: Epithelisierungsphase (drei bis 21 Tage).

Dieser Vorgang bringt die Wundheilung zum Abschluss. Die Ausreifung der kollagenen Fasern beginnt. Die Wunde zieht sich zusammen. Das Granulationsgewebe wird zunehmend wasser- und gefäßärmer, festigt sich und bildet sich zu Narbengewebe um. Durch Mitose und Zellwanderung werden, vor allem vom Wundrand her, Epidermiszellen neu gebildet. Die eigentliche Narbenbildung kann bis zu zwölf Monaten dauern.

Die Wundauflage muss jetzt vor allem das neu entstandene Epithelgewebe schützen und dafür sorgen, dass die Wunde nicht austrocknet.

2.1 Wundheilungsstörungen und ihre Pathophysiologie[3]

Die physiologischen Wundheilungsmechanismen können durch eine Vielzahl lokaler Störungen und systemischer Grunderkrankungen behindert werden.

Die chronische Wunde manifestiert sich als ein Symptom einer Grunderkrankung. Häufig gelingt es mittels ausführlicher Krankenanamnese und suffizienter klinischer Inspektion, die im Vordergrund stehenden ätiologischen Faktoren der Wundheilungsstörung zu erkennen. Die klinische Verdachtsdiagnose sollte jedoch immer durch eine entsprechende apparative und laborchemische Diagnostik bestätigt werden.

Ist die Diagnose gestellt, erfolgt eine kausale, lokale und systemische Therapie. Langfristig sollte eine Prophylaxe des Rezidivs durchgeführt werden. Das geschilderte Vorgehen erfordert einen interdisziplinären Handlungsablauf – sowohl auf diagnostischer wie auch therapeutischer Ebene.

2.1.1 Ulcus cruris venosum

Das Ulcus cruris venosum ist mit 60 bis 80 % die häufigste Form einer chronischen, nicht spontan abheilenden Wunde im Unterschenkelbereich. Es stellt das Endstadium einer chronischen Gewebeschädigung dar, die auf dem Boden einer chronisch-venösen Insuffizienz (CVI) entstanden ist. Die pathophysiologischen Auswirkungen der chronisch-venösen Insuffizienz mit erhöhtem venösem Druck auf die kutane Mikrozirkulation und Ausbildung einer kutanen Mikroangiopathie sind in den letzten Jahren gut charakterisiert worden.

Klinisch manifestieren sich diese vaskulären Veränderungen in einem Ödem, Venektasien, Hyperpigmentation, Ekzem und Dermatoliposklerose der betroffenen Extremität. Zusätzlich entwickeln sich im Unterschenkelbereich häufig juckende Papeln sowie eine oberflächliche fein- bis mittellamelläre Schuppung. Diese Symptomatik kann sowohl Folge der chronischen Stauungsdermatitis oder aber sekundär, durch eine zusätzliche Kontaktsensibilisierung gegen Lokaltherapeutika, entstanden sein, so dass bei Persistenz trotz Entstauung eine allergologische Diagnostik notwendig ist.

Die Ulcera treten bevorzugt im Abstromgebiet der V. saphena magna im Innenknöchelbereich oder über insuffiziente Perforans-Venen auf. Im fortgeschrittenen Stadium entstehen auch die gesamte Zirkumferenz umfassende »Gamaschenulcera«, die häufig von strumpfartigen, sklerotischen Manschetten umgeben sind. In Abhängigkeit von der Bestehensdauer des Ulcus zeigt der Ulcus-Grund Granulationsgewebe, aber auch Fibrinbeläge. Eine kräftige Wundsekretion ist typisch. Dopplersonografische Untersuchungen zum Nachweis der venösen Klappeninsuffizienz und die digitale Photophlethysmografie bestätigen die klinische Verdachtsdiagnose.

2.1.2 Ulcus cruris arteriosum

Wundheilungsstörungen auf dem Boden der arteriellen Verschlusskrankheit stellen nach der CVI die zweithäufigste Ursache chronischer Wunden dar. Als Ursache des Ulcus cruris arteriosum überwiegt die Arteriosclerosis obliterans der großen und mittleren Gefäße mit einer daraus resultierenden Gewebeischämie. Beim Ulcus cruris arteriosum führen die Makro- und Mikroangiopathie zu chronischer Gewebehypoxie, die durch eine Kapillarschädigung eine Entzündungsreaktion einleitet und bei persistierendem Sauerstoffmangel letztlich zum Gewebeuntergang führt. Vergleichbar zum Ulcus bei CVI gibt es auch beim

Ulcus cruris arteriosum zusätzliche lokale Faktoren, die ein feindliches Mikromilieu schaffen und den Wundheilungsprozess behindern (Bakterien, Proteasen).

Prädilektionsstellen arteriosklerotischer Ulcera am Fuß sind die Endphalangen der Zehen. Noch bevor es zur Ulceration kommt, können bei der Inspektion trophisch gestörte Nägel, Mykosen, Rötungen und Marmorierung der Haut sowie ein Verlust der Behaarung auffallen. Dies unterstreicht die Bedeutung der regelmäßigen Inspektion zur Prävention dieses Krankheitsbildes.

Differentialdiagnostisch besteht im Gegensatz zum venösen Ulcus häufiger eine deutliche Schmerzhaftigkeit im Geschwürbereich. Pathognomonisch sind weiterhin Nekrosen, freigelegte Sehnen oder Knochen neben einer oft vorbestehenden Claudicatio intermittens. Arterio-venöse Misch-Ulcera liegen ventrolateral am Unterschenkel.

Diabetiker zeigen Varianten des Bildes: Hier wird zusätzlich die neuropathische von der angiopathischen Form unterschieden. In die differentialdiagnostischen Überlegungen peripherer Ulcerationen mit Nekrosen sollten das Antiphospholipid-Syndrom und embolische Geschehen (Cholesterinembolien) einbezogen werden.

2.1.3 Ulcera beim Diabetes mellitus

Das Syndrom des diabetischen Fußes stellt eine häufige Komplikation des Diabetes mellitus dar. Die hieraus resultierenden Läsionen sind nicht selten therapierefraktär und die Amputationsrate dieser Patienten ist dadurch im Vergleich zur Normalbevölkerung um das 15- bis 50-fache erhöht. Das Krankheitsbild verläuft in unterschiedlichen Stadien, die bei der aufmerksamen Erhebung des klinischen Befundes evident sind.

Somit kann der behandelnde Arzt entscheidend zur Prävention von Komplikationen dieses Krankheitsbildes beitragen. Beim diabetogenen Ulcus handelt es sich um ein komplexes polyätiologisches Geschehen, dem ursächlich eine Polyneuropathie, Makro-/Mikroangiopathie, Fehlbelastung des Fußes und Veränderungen der Immunabwehr zu Grunde liegen. Pathologisch geht diesen Veränderungen eine Hyperglykämie mit Störungen der Zellfunktion und einer unspezifischen Glykolisierung extrazellulärer Matrixmoleküle voraus. Derzeit ungeklärt ist die Frage, in welchem Ausmaß Zellfunktionsstörungen durch direkte Einwirkungen der Insulinresistenz und/oder Folgen der Hyperglykamie verursacht werden. Das Vorliegen einer somatischen neben einer autonomen Neuropathie ist ein signifikanter Risikofaktor für die Entstehung chronischer Wunden beim Diabetes mellitus. Die Auswirkungen einer autonomen Neuropathie sind dabei eine verminderte Schweißabsonderung und eine Veränderung der Durchblutung. Zusätzlich zu diesen Folgeerscheinungen erhöht die somatische Neuropathie das Risiko der Ausbildung einer abnormalen Fußstellung mit Schwund der tiefen Fußmuskeln und, in der Folge, einer erhöhten Druckentwicklung auf die Metatarsalköpfchen und die Ferse. Durch die chronische Fehlbelastung kommt es zur Kallusbildung plantar, die als Vorbote einer sich anbahnenden Ulceration anzusehen ist. Eine verringerte Durchblutung des Gewebes aufgrund einer Makro- und Mikroangiopathie trägt gleichfalls zur Entstehung diabetischer Wundheilungsstörungen bei. Häufig in Assoziation mit dem Diabetes mellitus, jedoch ätiologisch ungeklärt, treten im Rahmen einer Necrobiosis lipoidica Ulcerationen prätibial auf.

2.1.4 Ulcera bei Vaskulitiden

Die Entstehung eines Ulcus auf dem Boden einer Vaskulitis kann durch zahlreiche Erkrankungen ausgelöst werden. Im Rahmen einer systemischen Vaskulitis ist der klinisch vielgestaltige Befall der Haut oft ein Leitsymptom, das dem Befall anderer Organsysteme zeitlich vorangeht. Eine Früherkennung systemischer Vaskulitiden ist von erheblicher Bedeutung, da diese Erkrankungen häufig lebensbedrohlich sind, sich jedoch unter einer rechtzeitig eingeleiteten Therapie mit guter Prognose behandeln lassen.

Klinisch findet sich an der Haut häufig die Kombination unterschiedlicher Effloreszenzen, wie Purpura, noduläre Veränderungen, Livedo, hämorrhagische Bullae, Nekrosen und Ulcerationen. Zu den häufigen vaskulitischen Krankheitsbildern gehören die Livedovaskulitis, die Polyarteritis nodosa, unterschiedliche Formen der nekrotisierenden Vaskulitis und die nekrotisierenden Systemvaskulitiden (Wegner-Granulomatose, Churg-Strauss-Granulomatose). Ebenso treten im Rahmen von Kollagenosen wie dem Lupus erythematodes oder der rheumatoiden Arthritis Vaskulitiden mit sekundären Hautulcerationen auf.

Grundlegend für die differentialdiagnostische Überlegung und die klinische Einordnung der Hautläsion sind die genaue Anamnese bezüglich der Vorerkrankungen, laborchemische Untersuchungen und eine repräsentative Gewebebiopsie.

2.1.5 Pyoderma gangraenosum

Das Pyoderma gangraenosum ist eine in ihrer Symptomatik hochcharakteristische, in ihrer Pathogenese jedoch unklare Krankheit. Sie ist eine durch unkontrollierte Leukozytenaktivierung, lokal zu Abszedierung und Nekrosenbildung führende, destruierende und teilweise sehr schmerzhafte entzündliche Dermatose, die häufig mit inneren Erkrankungen assoziiert ist. Im Frühstadium zeigt sie vaskulitische Züge und kann als Pustel oder hämorrhagische Bulla imponieren. Nach Aufbrechen der Läsion entleert sich eitriges oder blutiges Exsudat. Die Ulcera sind unregelmäßig begrenzt und weisen einen lividroten, häufig mazeriert erscheinenden, unterminierten Rand auf. Eine Biopsie ist häufig nicht aussagekräftig, insbesondere im fortgeschrittenen Stadium.

2.1.6 Dekubital-Ulcus

Eine längerfristige, lokale Druckeinwirkung, oft kombiniert mit weiteren Faktoren wie Bewegungseinschränkung, Kachexie, Angiopathie, Dysproteinämie, kann zur Ausbildung eines Dekubital-Ulcus führen. Lokal kommt es dabei zu einem erhöhtem interstitiellen Druck, Ödem und Zelluntergang. Eine Schädigung des Endothels führt zu einer veränderten Fibrinolyse und Ischämie. Die Prädilektionsstellen sind das Gesäß, die Hüften sowie die Fersen. Eine wesentliche ärztliche und pflegerische Aufgabe besteht im Erkennen wesentlicher Faktoren im Vorfeld der Entstehung von Dekubital-Ulcera. Die richtige Einschätzung des Krankheitsverlaufs und der jeweiligen Patientensituation sind wichtige Voraussetzungen zur Ulcusprävention.

2.1.7 Neoplastisches Ulcus

Eine chronische Wunde ohne Abheilungstendenz muss immer auch an ein neoplastisches Geschehen denken lassen. Plattenepithelkarzinome können sich im Bereich persistierender Ulcera crura, älterer Narben, Verbrennungen oder in Bestrahlungsfeldern entwickeln. Ebenso können sich Basaliome oder Adnex-Tumoren durch eine Ulceration manifestieren. Besteht der klinische Verdacht auf eine neoplastische Veränderung, ist grundsätzlich eine histologische Abklärung erforderlich.

3 Der Verbandwechsel

Die Grundlage für die Behandlung des Patienten bildet die schriftliche Anordnung der Therapie durch den behandelnden Arzt.

Information und Anleitung des Patienten durch den Arzt oder die Pflegekraft spielen eine wichtige Rolle. Das Einbeziehen des Patienten in die Erarbeitung eines Therapieplans und die Aufklärung über unterstützende Maßnahmen, die er selbstständig durchführen kann, führen zu einer besseren Therapieakzeptanz und letztendlich auch zu einer beschleunigten Wundheilung.

Im Folgenden sind die einzelnen Schritte im Ablauf eines Verbandwechsels aufgelistet.

Vorbereitung:

- Die durchzuführenden Verbandwechsel sind nach der Reihenfolge aseptische, kontaminierte, infizierte Wunden einzuplanen. Patienten mit infizierten Wunden sollen räumlich getrennt von Patienten mit aseptischen oder fraglich kontaminierten Wunden untergebracht werden
- Der Patient wird über die geplante Maßnahme informiert und eine zeitliche Abstimmung wird vorgenommen
- Der durchführende Mitarbeiter informiert sich über den bisherigen Behandlungsverlauf (z. B. Allergien, Schmerzen vor und nach dem Verbandwechsel, Produktauswahl)
- Vor, während und nach dem Verbandwechsel erfolgt eine kontinuierliche Erfassung von Schmerzen, z. B. mittels der Numerischen Rating Scala (NRS). Gibt der Patient trotz vorheriger Schmerzmittelgabe Schmerzen über NRS 3 an, ist das angeordnete Schmerzmittel anzupassen

  Hilfreich bei der Auswahl der entsprechenden Analgetika ist die Beachtung des WHO-Stufenschemas.
  Bei Bedarf und basierend auf den Erfahrungen des vorherigen Verbandwechsels erfolgt eine Schmerzmittelgabe i. v. 15 bis 30 Minuten, lokal (mittels Emla® Salbe mindestens 30 Minuten vor Beginn) oder oral eine Stunde vor dem geplanten Wechsel. Treten vor allem bei der Entfernung des Verbands Schmerzen auf, ist es ratsam, ein anderes Wundversorgungsprodukt auszuwählen (z. B. Hydrokolloid → Hydropolymerschaum → Schaumverband mit Silikon)
- Das benötigte Material wird zusammengestellt und auf einer desinfizierten Arbeitsfläche im Zimmer bereitgestellt
- Zur Vorbereitung des Zimmers zählt u. a. das Schließen der Fenster und Türen, Schnittblumen sollten entfernt werden (Blumenwasser beinhaltet häufig eine nicht geringe Anzahl von Pseudomonas). Weiterhin sollte ein Verbandwechsel nicht unmittelbar nach der regulären Reinigung des Zimmers durchgeführt werden. Hierbei entstehen Keimaufwirbelungen, die im schlimmsten Fall zu einer Infektion der Wunde führen können
- Ein Abwurf wird am Arbeitsplatz positioniert

- Der durchführende Mitarbeiter legt eine Einmalplastikschürze an und führt eine hygienische Händedesinfektion durch
- Der Patient wird unter Beachtung der Intimsphäre und seinen Ressourcen entsprechend gelagert. Um eine Verschmutzung des Bettes zu verhindern, wird eine wasserundurchlässige Unterlage untergelegt

Durchführung:

- Es besteht ein direkter Zusammenhang zwischen der Temperatur der Wundoberfläche und der Aktivität der Zellen in der Wunde.[4] Es sind Mechanismen bekannt, die, abhängig von der Umgebungstemperatur, die Wärmeregulation, die Sauerstoffversorgung und die Mikrozirkulation im Gewebe steuern.[5] Ein zügiges Arbeiten während der Maßnahme verhindert das Auskühlen der Wunde und fördert somit aktiv die kontinuierlichen Zellaktivitäten in der Wunde
- Mit Einmalhandschuhen erfolgt die vorsichtige Entfernung des alten Verbands (eine Ecke lösen, dann den Verband langsam mit einer Hand abziehen und mit der anderen Hand gleichzeitig einen leichten Gegendruck auf die umliegende Haut ausüben). Haftet der Verband sehr stark, kann die Wundauflage mit Ringerlösung oder NaCl 0,9 % angefeuchtet werden. Bei der Verwendung von Hydrokolloidverbänden ist die Überdehnung des Verbandes hilfreich.
- Der entfernte Verband wird auf bestimmte Kriterien hin überprüft und anschließend inklusive der benutzten Handschuhe entsorgt. Es erfolgt eine Kontrolle von:
  - Haftung
  - Exsudataufnahme
  - Geruch
  - Effektivität
- Im Anschluss wird eine erneute hygienische Händedesinfektion durchgeführt
- Zur Vorbereitung des benötigten Arbeitsfeldes kann z. B. die Verpackung eines Verbandsets genutzt werden. Das sterile Set sollte Folgendes enthalten:
  - Anatomische, chirurgische Pinzette
  - Schere
  - Kompressen
- Weiterhin benötigt man:
  - 10er- oder 20er-Spritzen
  - Ggf. Knopfkanüle oder Einmalkatheter
  - Spüllösung (Ringerlösung, NaCl 0,9 %) (auf Packungsgröße achten)
  - Bei Bedarf Abstrichröhrchen mit Agar-Nährboden
  - Bei Bedarf Antiseptikum
  - Neue Wundauflage
- Das weitere Vorgehen erfolgt entweder mit sterilen Handschuhen oder in der so genannten »Non-Touch-Technik«.[6] Hierbei werden beim Verbandwechsel unsterile Einmalhandschuhe getragen, die mit der Wunde nicht in Berührung kommen dürfen, da sterile Instrumente genutzt werden.[7] Generell arbeitet man nach dem Grundsatz: Alle Materialien, die mit der Wunde in Kontakt kommen, sollen steril sein[8]
- Die Restbestände von alten Wundauflagen, z. B. Alginate, werden mit einer sterilen Pinzette aus der Wunde entfernt, um eine Beurteilung der Wunde zu ermöglichen

- Die ausführliche Wundbeurteilung ist der nächste Schritt (siehe Kapitel 5, *Die Wundbeurteilung*)
- Die Entfernung von Nekrosen und Belägen bezeichnet man als Débridement. Das chirurgische Débridement erfolgt durch den behandelnden Arzt. Die Durchführung eines autolytischen, physikalischen oder biochirurgischen Débridements kann nach schriftlicher ärztlicher Anordnung auch einem/einer Gesundheits- und Krankenpfleger/in übertragen werden. Bei der Auswahl der geeigneten Methode sollten der Allgemeinzustand des Patienten, das Behandlungsziel, die Art, das Ausmaß, die Tiefe und die Lokalisation der Nekrose sowie die Menge des Exsudats berücksichtigt werden. Bei Bedarf kann vor dem Débridement Emla® Salbe zur lokalen Anästhesie aufgetragen werden. Die Mindesteinwirkzeit von 30 Minuten ist dabei zu berücksichtigen (siehe Kapitel 6, *Das Débridement*)
- Wundabstriche werden immer zu Beginn der Therapie durchgeführt. Im weiteren Verlauf wird ein Wundabstrich bei Anzeichen einer systemischen Infektion, wenn eine Antibiotikatherapie geplant ist, durchgeführt. Tritt bei der eingeleiteten Antibiotikagabe kein Therapieerfolg ein, sollte erneut ein Abstrich entnommen werden
- Zur Wundspülung sollten Spüllösungen eingesetzt werden, die:
  - gewebeverträglich sind,
  - keine chemischen Reizungen oder Schmerzen verursachen,
  - steril und farblos sind sowie
  - nicht resorbiert werden

  Zur Spülung geeignet sind Ringerlösung oder NaCl 0,9 % (Registered Nurses Assosiation of Ontario **Empfehlungsgrad C**), die mindestens Zimmertemperatur haben (Registered Nurses Assosiation of Ontario **Empfehlungsgrad B**).[9] Die Applikation erfolgt mit sterilen Kompressen oder einer Spritze, ggf. mit Knopfkanüle. Die Reinigung erfolgt von innen nach außen. **Ausnahme:** Bei beginnender Reepithelisierung sollten alle Manipulationen an der Wunde unterlassen werden, da dieses empfindliche Gewebe schnell zerstört wird. Restbestände von NaCl 0,9 % und Ringerlösung sind unmittelbar nach ihrem Gebrauch zu verwerfen, da sie keine konservierenden Substanzen enthalten
- Bei einer Infektion sollten neben dem notwendigen Débridement Lokalantiseptika eingesetzt werden. Die Reinigung erfolgt von außen nach innen (siehe Kapitel 7, *Die infizierte Wunde*)
- Den Abschluss der Behandlung bildet das Aufbringen der geeigneten Wundauflage und wenn nötig die Applikation eines geeigneten Sekundärverbandes (siehe Kapitel 14, *Produktinformationen*)

Nachsorge:

Sie umfasst
- die Entsorgung des Materials unter Beachtung der hygienischen Vorschriften,
- die abschließende hygienische Händedesinfektion sowie
- die Dokumentation der Wundentwicklung und der therapeutischen Maßnahmen.

3.1 Dokumentation des Wundheilungsverlaufs

Die Dokumentation des Wundheilungsverlaufs ist aus unterschiedlichen Gründen unerlässlich. Sie ist ein Instrument im Sinne einer Gedächtnisstütze und dient der Gewähr-
leistung und Verbesserung der Kommunikation und des Informationsflusses innerhalb und
außerhalb der Klinik. Der Wundheilungsverlauf kann analysiert und die Therapie phasengerecht durchgeführt und evaluiert werden. Erfolge sind dadurch für alle Mitarbeiter und
den Patienten sicht- und messbar. Ein standardisiertes Vorgehen erleichtert dabei den
Arbeitsablauf.

Auf der anderen Seite wird eine lückenlose Dokumentation auch von der Rechtsprechung
gefordert (BGH 1978: Dokumentation ist eine »*selbstverständliche therapeutische Pflicht*«;
§§ 1 u. 4 Krankenpflegegesetz und § 80 SGB XI: Systematische Dokumentationspflicht
für Ärzte und Pflegepersonal).

Der BGH legte 1986 fest, welchen Zweck die Dokumentation erfüllen soll. Sie dient zur
• Beweissicherung,
• Rechenschaftsablegung,
• Therapiesicherung und
• Qualitätssicherung.

Laut § 11 Abs. 1 der Bundesärzteordnung hat der Arzt im Bereich der Krankenversorgung die Aufsichts- und Weisungspflicht sowie eine ärztliche Gesamtverantwortung für
die Patientenversorgung und die Dokumentation.

Unerlässlich für jegliche Art von Dokumentation ist ein einheitlicher Standard. Die
Dokumentation sollte einfach durchzuführen und zu handhaben sein. Möglichkeiten zur
regelmäßigen Qualitätskontrolle bzw. für eine Kosten-Nutzen-Analyse sollten gegeben
sein.

Folgende Varianten der Dokumentation sind möglich:
• **Schriftliche Dokumentation,** z. B. in der Pflegedokumentation oder auf speziellen
  Wunddokumentationsbögen
• **Elektronische Dokumentation,** z. B. 1:1-Kopie von schriftlicher Dokumentation in die
  vorhandene EDV oder die Verwendung spezieller Wunddokumentationssoftware
• **Bildgebende Dokumentation** mittels Spiegelreflex- oder Digitalkamera

Eine Kombination dieser einzelnen Varianten (z. B. Fotodokumentation mit schriftlich
festgehaltenen Merkmalen) halten wir für die aussagekräftigste und nachvollziehbarste
Methode. So kann die Objektivität erhöht werden.

Aus pflegerischer Sicht sollte die Dokumentation über folgende Punkte Auskunft geben:
• Notwendigkeit
• Art (z. B. durchgeführte Maßnahme, verwendetes Material)
• Umfang (z. B. Häufigkeit des Verbandwechsels)
• Qualität
• Ergebnis der Pflege

4 Schmerzen bei der Wundversorgung: ein Beurteilungsinstrumentarium

Helen Hollinworth MSc, BA, RN, RNT
Senior Teaching Practitioner
Faculty of Health*
Suffolk College, Ipswich, Großbritannien
E-Mail: helenhollinworth@suffolk.ac.uk

Fazit

1. Die Wundschmerzerfahrung jedes einzelnen Patienten ist komplex und wird von einer ganzen Reihe von Faktoren beeinflusst.
2. Ein rationaler Ansatz bei der Beurteilung und Behandlung des Schmerzes jedes einzelnen Patienten ist von entscheidender Bedeutung für die frühestmögliche Linderung oder Minimierung des Schmerzes.
3. Ein inakzeptabel starker Schmerz während oder nach Verbandwechseln kann eine Behandlungsänderung notwendig machen.

Zusammenfassung

In diesem Kapitel werden einfache, praktikable Leitlinien zur Beurteilung der Schmerzempfindung bei Verbandwechseln vorgestellt, die durch das Konsensuspapier der World Union of Wound Healing Societies (2004) inspiriert wurden. Sie zielen darauf ab, eine individuell ausgerichtete Beurteilung des Wundschmerzes zu ermöglichen, so dass zum frühestmöglichen Zeitpunkt eine wirksame Behandlung erfolgen kann. Ein Beurteilungsbogen, eine Argumentation zur Schmerzbeurteilung und ein Patientenfragebogen stellen hilfreiche Instrumente dar, die zur Schmerzbeurteilung verwendet werden können.

4.1 Einleitung

Führende Meinungsbildner aus der ganzen Welt haben die Bedeutung der Minimierung des Schmerzes bei der Wundversorgung betont (vgl. World Union of Wound Healing Societies 2004), nun aber müssen alle Mitglieder im interdisziplinären Team diesen Empfehlungen entsprechend handeln, wenn man die Erfahrungen des Patienten bei den Pflegemaßnahmen verändern möchte.

Wenn es auch nicht realisierbar sein dürfte, den Wundschmerz komplett auszuschalten, ist es normalerweise doch möglich, den Schmerz, den der Patient empfindet, zu verändern. Die Wundschmerzerfahrung jedes einzelnen Patienten ist komplex und wird von einer ganzen Reihe von Faktoren beeinflusst, die individuell unterschiedlich sind (vgl. *Doyle* et al. 1999; *McMullen* 2004). Der Wundschmerz kann persistieren, somit die Lebensqualität des

---

* Institut für Pflege- und Gesundheitswissenschaften

Betroffenen stark beeinträchtigen und auch eine erhebliche Auswirkung auf das Leben der Menschen seiner engeren Umgebung haben. Für andere Patienten steht der empfundene Schmerz speziell mit den Maßnahmen am Wundverband in Beziehung bzw. wird oft durch diese verstärkt und tritt daher nur vorübergehend auf (vgl. European Wound Management Association 2002).

Man muss außerdem erkennen, dass emotionale Aspekte, wie Angst und frühere Erfahrungen, die Schmerzempfindung bestimmen und die Arzt/Pflegekraft-Patient-Beziehung negativ beeinflussen können.

4.2 Begründung für ein Schmerzbeurteilungsinstrumentarium

Eine gründliche individuelle Beurteilung ist entscheidend, um eine einfühlsame und wirksame Behandlung des Wundschmerzes zu ermöglichen. Die Kennzeichen des Schmerzes, wie Typ, Beginn, Dauer und verstärkende oder lindernde Faktoren, helfen dabei, die Schmerzursache und die Strategien zu erkennen, mit deren Hilfe man wahrscheinlich den Schmerz lindern kann (vgl. Independent Advisory Group 2004). Dies ist insbesondere bedeutsam bei dem Schmerz, den man während und gelegentlich auch nach Verbandwechseln spürt.

Die Schlüsselaspekte des in diesem Kapitel vorgestellten Beurteilungsbogens werden durch eine Argumentation unterstützt, die auf dem Konsensuspapier der World Union of Wound Healing Societies (2004) basiert. Das Ziel besteht darin, den Beurteilungsvorgang zu strukturieren, so dass eine frühe Beurteilung des individuell vorliegenden Schmerzes im Zusammenhang mit dem Wundverband vorgenommen werden kann, um so bald wie möglich wirksame Behandlungsstrategien umzusetzen. Es ist geplant, dieses Instrumentarium den lokalen Bedürfnissen anzupassen und in eine bestehende Krankenakte zu integrieren. Damit wird ein einfaches, praktikables Gerüst erstellt, das sich auch weniger erfahrene Hausärzte/Praktiker rasch und einfach zunutze machen können. Außerdem wird ein Patientenfragebogen vorgestellt, der auf dem Beurteilungsbogen basiert. Damit kann der einzelne Patient seine Wundschmerzerfahrung dokumentieren.

4.3 Schmerztypen

Schmerz lässt sich in zwei Typen unterteilen: in Nozizeptorschmerz und neuropathischen Schmerz. Die meisten Menschen erfahren zu gewissen Zeiten im Leben Nozizeptorschmerz, den man als normale physiologische Reaktion auf einen schmerzhaften Reiz ansehen kann (vgl. World Union of Wound Healing Societies 2004). Ein Trauma in Verbindung mit Nozizeptorschmerz kann auch Entzündung und Schädigung an den peripheren Nervenendigungen verursachen. Dies führt zu einer Überempfindlichkeit, so dass sogar eine geringe Stimulation einen intensiven Schmerz verursachen kann. Glücklicherweise wird der Nozizeptorschmerz gewöhnlich durch Analgesie gelindert und lässt im Laufe der Zeit nach.

Neuropathischer Schmerz wird durch eine primäre Läsion oder Funktionsstörung innerhalb des Nervensystems ausgelöst bzw. verursacht (vgl. *Johnson* 2004), z. B. als Folge von Nozizeptorschmerz, Ischämie, Diabetes oder Trauma, wodurch es zur Schädigung des peripheren Nervensystems und zur Veränderung der Schmerzreaktion kommt. Patienten beschreiben den neuropathischen Schmerz häufig mit Begriffen wie »brennend«, »stechend« oder »einschießend« und vergleichen ihn mit einem elektrischen Stromstoß. In der Vergangenheit wurde neuropathischer Schmerz oft unzureichend diagnostiziert und behandelt. Diese Art Schmerz erfordert unterschiedliche Behandlungsstrategien,

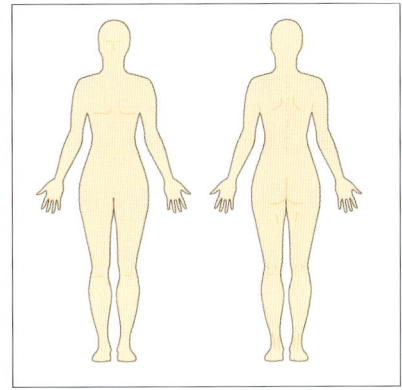

Körperschema

z. B. Antidepressiva und Antiepileptika, um die speziellen Symptome, die mit der Nervenschädigung einhergehen, zu bekämpfen (vgl. *Johnson* 2004). Man kann durchaus annehmen, dass alle Wunden schmerzen, doch viele Patienten erleben sogar in Ruhe hartnäckigen, nicht nachlassenden Schmerz (vgl. World Union of Wound Healing Societies 2004). Persistierender Grundschmerz kann mit der Ätiologie der Wunde zusammenhängen, wie z. B. Ischämie oder Hypoxie, venöse Insuffizienz, Vaskulitis oder Druck durch Tumore. Andere Ursachen sind z. B. eine längere entzündliche Reaktion, Ekzeme, Überempfindlichkeit und lokale Infektionen. Der Schmerz, der durch Wundverbandwechsel ausgelöst wird, kommt dann noch hinzu (ebd.).

Es kann für Patienten schwierig sein, den exakten Ort des persistierenden Schmerzes zu bestimmen oder verbal auszudrücken. Durch den Einsatz eines Körperschemas (s. Abbildung) kann man dies erleichtern und anschließend den Pflegekräften nachvollziehbar machen.

4.4 Schmerzverstärkende Faktoren

Mit Hilfe des Beurteilungsvorgangs sollen die Auslöser identifiziert werden, die den Schmerz des Betroffenen verstärken. Es wurde nicht immer erkannt, dass der Schmerz zwar auf die eigentliche Wundstelle beschränkt sein kann (primäre Hyperalgesie), aber sich besonders bei chronischen Wunden oft in das Gewebe der Wundumgebung erstreckt (sekundäre Hyperalgesie) (vgl. Independent Advisory Group 2004). Jede vermehrte Sensibilität im Gebiet um die Wunde muss identifiziert werden, damit man bei Maßnahmen am Wundverband Sorgfalt walten lässt, um den Schmerz zu minimieren, der durch die Reinigung der Wunde bzw. die Entfernung des Verbands entsteht.

Körperbewegungen oder Lageveränderungen können den Wundschmerz verstärken, da Druck und Berührung bekannte Schmerzauslöser darstellen. Schmerz kann sich auch in der Nacht verstärken, so den Schlaf unterbrechen und die Angst steigern. Auf diese Weise wird der individuell erfahrene Schmerz intensiviert.

Auch viele der am Wundverband vorgenommenen Maßnahmen können den Schmerz herbeiführen oder verstärken, wie z. B. Wundauflagen, die sich verschoben haben, oder einschnürende Bandagen.

Immer wieder wird die Entfernung des Verbands als der Zeitraum genannt, in dem der Patient den meisten Schmerz verspürt (vgl. European Wound Management Association 2002; *King* 2003; *Bethell* 2003). Er wird oft durch ein Trauma im Bereich der Wunde oder in ihrer Umgebung verursacht, wenn Wundauflagen aufgelegt oder entfernt werden. Darüber hinaus kann die Wundreinigung mit Hilfe von Tupfern, kalten Reinigungslösungen oder die Anwendung topischer Antiseptika zu erheblichem Schmerz führen, der erst nach Stunden wieder nachlässt. Andere schmerzverstärkende Maßnahmen im Zusammenhang mit dem Wundverband sind das Offenlassen der Wunde an der Luft bzw. das Austrocknen der Wunde, die Art der applizierten Primärwundauflage und grobes Vorgehen durch das Pflegepersonal. Ist dies einmal klar geworden, lassen sich die meisten dieser Schmerzursachen beim Verbandwechsel in Zukunft vermeiden oder minimieren.

Wenn Patienten beim Verbandwechsel Schmerzen verspüren, entwickeln sie wahrscheinlich einen antizipatorischen Schmerz, der ebenso wie die tatsächliche Schmerzempfindung ihre Lebensqualität beeinträchtigen kann.

4.5 Schmerzlindernde Strategien

Oft sind Patienten in der Lage, die bei ihnen vorliegenden besonderen Umstände zu erkennen, die die Intensität des Schmerzes verringern, und manche können beschreiben, wie Analgesie, Hochlegen des Beines oder Wärme den Wundschmerz lindern.

Ebenso lassen sich mehrere Strategien anwenden, um den Schmerz während der Maßnahmen am Wundverband zu reduzieren. Dazu zählen:

• Gebrauch einer warmen Reinigungslösung
• Vorsichtige Entfernung der Wundauflage oder möglicher Reste oder Ermutigen der Patienten, die Auflagen selbst zu entfernen
• Einbauen einer »Auszeit« während der Maßnahme
• Gebrauch von atraumatischen Wundauflagen
• Korrekte Applikation von Wundauflagen und Bandagen
• Änderung in der Frequenz der Verbandwechsel

Die korrekte Abstimmung der Parameter einer Wundauflage auf die Wunde und das umgebende Gewebe ist ebenfalls von wesentlicher Bedeutung. Dabei sind die Eigenschaften einer Wundauflage hinsichtlich der Aufrechterhaltung eines feuchten Wundmilieus zur besseren Heilung, Prävention von Schäden an der Wunde oder an der umgebenden Haut, Absorptionsfähigkeit (Flüssigkeitsaufnahme-/Retentions-Kapazität) und Allergie allesamt wichtige Faktoren (vgl. World Union of Wound Healing Societies 2004).

Ein ruhiges, vertrauensvolles und unterstützendes Verhalten von Seiten der Ärzte und des Pflegepersonals kann auch sehr viel dazu beitragen, die Ängste des Patienten zu zerstreuen und damit den Schmerz zu lindern.

4.6 Schmerzbeurteilung: der Patient im Mittelpunkt

Das Verständnis für die emotionalen und sozialen Auswirkungen des Lebens mit einer schmerzhaften Wunde und den regelmäßig erfolgenden Maßnahmen am Wundverband ist von größter Wichtigkeit. Für eine ganz auf den Patienten ausgerichtete, individuelle Beurteilung müssen sich die Pflegekräfte Zeit lassen, auf den Patienten eingehen und ihm zuhören.

Alter, ethnische Zugehörigkeit und frühere negative Erfahrungen können insgesamt die Wahrnehmung des Schmerzes beeinflussen – ebenso wie das Verhalten der Ärzte und des Pflegepcrsonals. In zahlreichen Studien konnte man nachweisen, dass die in der Pflege Tätigen beständig den Schmerz der Patienten geringer einstufen als die Patienten selbst (vgl. *King* 2003). Daher ist es wichtig, die Patienten zu ermutigen, ihre Gefühle bezüglich ihrer Wunde und des erfahrenen Schmerzes zum Ausdruck zu bringen.

Dies kann eine wirkliche Herausforderung sein, da viele Patienten den Schmerz möglicherweise als eine unausweichliche und nicht zu lindernde Folge der Wunde akzeptieren. Ein Schmerztagebuch, das sie veranlasst, mit ihren eigenen Worten die Intensität des Schmerzes, ihre Stimmungen, ihre Reaktion auf die Behandlung und die schmerzlindernden Strategien aufzuzeichnen, kann sehr hilfreich sein. Ein behandelnder Arzt, der für einige Minuten aufmerksam zuhört, kann die Patienten dazu bringen, ihre eigenen Gefühle und Bewältigungsstrategien zu erforschen, und ihnen helfen, sich als Person respektiert zu fühlen (vgl. *Hollinworth*, *Hawkins* 2002).

4.7 Bestimmung der Schmerzintensität

Die Schmerzintensität, so wie sie der Patient empfindet, sollte jedes Mal aufgezeichnet werden, wenn eine Maßnahme am Wundverband ausgeführt wird. Das Bewerten des Schmerzes ist für den Einzelnen sicher eine Herausforderung, da es eine tief reichende persönliche Erfahrung darstellt. Es ist besonders schwierig bei Kindern und Menschen, die hinfällig oder geistig behindert sind. Daher ist es wichtig, eine geeignete, anerkannte Schmerzskala zu wählen, diese konstant zu benutzen und sorgfältig auf verbale wie nonverbale Schmerzanzeichen zu achten (vgl. World Union of Wound Healing Societies 2004).

Schmerzbeurteilungsinstrumente sind z. B. visuelle Analogskalen, die von »kein Schmerz« bis »schlimmster vorstellbarer Schmerz« reichen, oder Cartoon-Zeichnungen, die glückliche oder unglückliche Gesichter darstellen. Verbale Bewertungsskalen sind in der klinischen Praxis einfach anzuwenden, da sie gut verständliche Wörter wie »leicht« oder »stark« beinhalten.

Der Schmerz sollte **vor** einer Maßnahme bewertet werden, ansonsten haben Beurteilungen während oder nach den Maßnahmen am Wundverband erheblich geringeren Wert. Die Beteiligung der Patienten an der Schmerzbeurteilung ist von wesentlichem Interesse, aber der behandelnde Arzt sollte auch Faktoren ermitteln, die den Schmerz verstärken, wie anhaftende Wundauflagen, Exkoriation der umgebenden Haut, Wundinfektion und Allergien. Einmal erkannt, sollte man sofortige Schritte unternehmen, um diese Probleme anzugehen.

4.8 Schlussfolgerung

Wundschmerz lässt sich in persistierenden Schmerz, der zwischen den Verbandwechseln vorhanden ist, und maßnahmenabhängigen Schmerz, der bei den Verbandwechseln erhöht wird, unterteilen. Alle Wunden sind unangenehm, aber manche Menschen erfahren sowohl persistierenden als auch maßnahmenabhängigen Schmerz, der ihre Lebensqualität signifikant beeinträchtigt. Nicht jeder maßnahmenabhängige Schmerz bei der Wundbehandlung kann ausgeräumt werden, und es ist nur realistisch, damit zu rechnen, dass Patienten während der Verbandwechsel Schmerzempfindungen haben werden. Das Ziel der Schmerzbeurteilung ist es jedoch, den Schmerz zu reduzieren und jene Faktoren zu erkennen, die die Schmerzempfindung des Patienten verstärken. Das lässt sich nur erreichen, indem man sich einen strukturierten Ansatz zur Schmerzbeurteilung zunutze macht.

Der Einsatz des folgenden Beurteilungsbogens, der den lokalen Gegebenheiten angepasst werden kann, liefert ein praktikables Mittel zur Erkennung maßnahmenabhängiger Schmerzen. Durch die Verwendung des Patientenfragebogens wird der gemeinsame Ansatz zur Wundschmerzbehandlung deutlich.

Falls die Beurteilung zeigt, dass der Schmerz des Patienten unzureichend behandelt wird, sollte man seine Behandlung entsprechend anpassen. Kurz gefasste Strategien, mit denen sich der Schmerz bei Verbandwechseln lindern lässt, sind in der Argumentation enthalten. Die Argumentation bietet nähere Ausführungen zu den Kernaspekten der Schmerzbeurteilung. Der Beurteilungsbogen enthält zusätzlich einen Abschnitt, in dem jede Änderung in der Pflege zur Schmerzlinderung bei der Wundversorgung aufgezeichnet werden kann.

Die behandelnden Ärzte müssen aktiv auf den Patienten eingehen und von seinen Erfahrungen lernen (vgl. *Warne, McAndrew* 2005). Wenn auch Ärzte und Pflegepersonal zunächst vor allem für ihre praktische Arbeit verantwortlich sind, können ethische und berufliche Spannungen entstehen, falls dem Patienten als Folge der Maßnahmen am Wundverband unnötiger Schmerz zugefügt wird (vgl. *Dimond* 2002; Nursing and Midwifery Council 2004). Wenn der Patient und nicht Arzt oder Pflegepersonal im Mittelpunkt des Beurteilungsvorgangs steht, lassen sich diese Probleme leichter ausräumen.

Originaltitel: Hollinworth, H.: »Pain at wound dressing-related procedures: a template for assessment«, erschienen in World Wide Wounds, August 2005. Übersetzt und nachgedruckt mit Erlaubnis des Verlags. (www.worldwidewounds.com/2005/august/Hollinworth/Framework-Assessing-Pain-wound-Dressing-Relatet.html).

BEURTEILUNGSBOGEN WUNDSCHMERZ

PATIENTENANGABEN

| Vor- und Zuname | | Geburtsdatum | |
| Adresse | | Krankenhaus, Abt. / Praxis | |

Alter der Wunde

Behandlungsplan bei der ersten Schmerzdiagnose (falls bekannt)

Kurze Beschreibung der Wunde

Körperschema (zum Einzeichnen der Wundschmerzlokalisation nach Angaben des Patienten)

vorn   hinten

Schmerzskala (zur Feststellung der aktuellen Schmerzintensität beim Patienten)

Bitten Sie den Patienten, anhand einer Skala von 1 bis 10, wobei 0 = kein Schmerz und 10 = den größtmöglichen Schmerz bezeichnet, eine Zahl zu wählen, die den momentanen Schmerz am besten beschreibt.

| 0 | 1 | 2 | 3 | 4 | 5 | 6 | 7 | 8 | 9 | 10 |

Numerische Beurteilungsskala

Fragen Sie den Patienten, welcher Begriff seinen derzeitigen Schmerz am besten beschreibt.

| kein Schmerz | leichter Schmerz | mäßiger Schmerz | starker Schmerz |

Verbale Beurteilungsskala

Hauptaspekte der Beurteilung	Erstbeurteilung Datum: bew. Person:	Erneute Beurteilung Datum: bew. Person:	Erneute Beurteilung Datum: bew. Person:
Verbale Beurteilungsskala			
1. Mögliche Ursachen des persistierenden, ständig vorhandenen Wundschmerzes in Ruhe			
2. Lokalisation des Wundschmerzes			
3. Anzeichen für neuropathischen Schmerz			
4. Was verschlimmert den Schmerz?			
5. Welche Maßnahmen bei der Wundversorgung verschlimmern den Schmerz?			
6. Was vermindert den Schmerz?			

Dieser Patientenfragebogen wurde noch nicht validiert und dient lediglich als Beispiel.   1 von 2

BEURTEILUNGSBOGEN WUNDSCHMERZ

Hauptaspekte der Beurteilung	Erstbeurteilung Datum: bew. Person:	Erneute Beurteilung Datum: bew. Person:	Erneute Beurteilung Datum: bew. Person:
7. Was vermindert den Schmerz während oder nach der Wundversorgung?			
8. Gefühle des Patienten während der Maßnahmen an Wunde und/oderWundverband?			
9. Schmerzintensitätswert vor der Wundversorgung?			
10. Achten Sie auf Anzeichen dafür, dass Verbandwechsel Schmerz/ Gewebetrauma verursacht haben.			

Maßnahmen zur Schmerzkontrolle

11. Reinigungssubstanz und -methode			
12. Wahl der Wundauflage/ des Verbands			
13. Methoden zur Fixierung der Wundauflage			
14. Hautpflege in der Wundumgebung			
15. Wird eine Analgesie in Betracht gezogen?			
16. Andere Strategien zur Schmerzlinderung			
17. Schmerzintensitätswert während der Wundversorgung			
18. Anzeichen dafür, dass der Patient Schmerz verspürt			
19. Schmerzintensitätswert nach der Wundversorgung			
20. Zeitdauer, bis der Schmerz nach dem Verbandwechsel/ der Wundversorgung wieder abklingt?			
21. Schmerzlindernde Änderungen bei der Wundversorgung			
Unterschrift der beurteilenden Person			

PATIENTENFRAGEBOGEN WUNDSCHMERZ

VOM PATIENTEN AUSZUFÜLLEN

Vor- und Zuname [   ]   Geburtsdatum [   ]

TEIL A: HINTERGRUND/SCHMERZEREIGNIS

1. Wann schmerzt Ihre Wunde? (bitte ankreuzen)

In Ruhe ☐

Bei Bewegung ☐

Beim Verbandwechsel ☐

(Wenn die Wunde nur beim Verbandswechsel schmerzt, machen Sie bitte weiter mit Teil B.)

2. Wo sitzt der Schmerz? (bitte ankreuzen)

Kommt der Schmerz direkt von der Wunde?

Ja ☐   Nein ☐

Fühlen Sie den Schmerz auch in der Umgebung der Wunde?

Ja ☐   Nein ☐

Zeichnen Sie am Körperschema ein, wo der Schmerz sitzt.

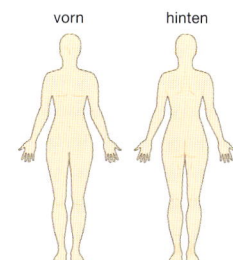

vorn   hinten

3. Wie würden Sie den Schmerz selbst einschätzen?

(Bitte machen Sie einen Kreis um die Zahl auf der Skala, die Ihren derzeitigen Schmerz am besten beschreibt.)

| 0 | 1 | 2 | 3 | 4 | 5 | 6 | 7 | 8 | 9 | 10 |

0 = kein Schmerz bis 10 = größtmöglicher Schmerz

4. Wie würden Sie den Schmerz beschreiben?

Ist der Schmerz ziehend oder pochend, schneidend, dumpf (ähnlich dem Zahnschmerz),

brennend oder kribbelnd?

[   ]

5. Was verschlimmert den Schmerz?

Berührung/Druck ☐   Bewegung (z.B. Husten) ☐   Änderung der Körperhaltung ☐

Verbandwechsel ☐   Nachtruhe ☐   Sonstiges ☐

Bitte detailliert beschreiben.

[   ]

6. Was hilft Ihnen? Was verringert den Schmerz?

Schmerzstillende Medikamente ☐   Baden ☐   Beine hochlegen ☐   Sonstiges ☐

Bitte detailliert beschreiben.

[   ]

Dieser Patientenfragebogen wurde noch nicht validiert und dient lediglich als Beispiel.

1 von 2

49

PATIENTENFRAGEBOGEN WUNDSCHMERZ

TEIL B: SCHMERZ UND VERBANDSWECHSEL

7. Haben Sie Schmerzen beim Wechseln des Verbandes? (bitte ankreuzen)

Ja ☐   Nein ☐

8. Wo sitzt der Schmerz? (bitte ankreuzen)

Kommt der Schmerz direkt von der Wunde?   Ja ☐   Nein ☐

Schmerzt es auch in der Umgebung der Wunde?   Ja ☐   Nein ☐

9. Wie würden Sie den Schmerz vor, während und nach dem Verbandwechsel bewerten?

(Bitte ziehen Sie einen Kreis um die Zahl auf jeder Skala, die Ihren jeweiligen Schmerz am besten beschreibt.)

vor dem Wechsel

| 0 | 1 | 2 | 3 | 4 | 5 | 6 | 7 | 8 | 9 | 1 0 |

während des Wechsels

| 0 | 1 | 2 | 3 | 4 | 5 | 6 | 7 | 8 | 9 | 1 0 |

nach dem Wechsel

| 0 | 1 | 2 | 3 | 4 | 5 | 6 | 7 | 8 | 9 | 1 0 |

0 = kein Schmerz

bis 10 = größtmöglicher Schmerz

10. Wie viel Zeit verging nach dem Verbandwechsel, bis der Schmerz abgeklungen war?

11. Was verschlimmert den Schmerz? (bitte ankreuzen)

Entfernen des Verbandes ☐   Anlegen des Verbandes ☐   Art des Verbandes ☐

Reinigen der Wunde ☐   Berührung ☐   Sonstiges ☐

Bitte detailliert beschreiben.

12. Was hilft Ihnen? Was verringert den Schmerz? (bitte ankreuzen)

Verband selbst zu entfernen ☐   Unterbrechung oder kurze Pause ☐

Art des Verbandes ☐   Reinigen mit warmer Lösung ☐

Schmerzstillende Medikamente ☐   Sonstiges ☐

Bitte detailliert beschreiben.

Unterschrift des Patienten   Unterschrift des Arztes

Datum

Argumentation zur Schmerzbehandlung

Diese Argumentation sollte zusammen mit dem Erfassungsbogen zur Wundschmerzdiagnostik verwendet werden.

Kernaspekte der Beurteilung	Begründung
Schmerzbeurteilung: **1. Mögliche Ursachen des persistierenden, ständig vorhandenen Wundschmerzes in Ruhe** Zum Beispiel: Ätiologie der Wunde, Infektion, Ischämie, Arthritis	Sind die möglichen Ursachen des persistierenden, ständig vorhandenen Wundschmerzes identifiziert worden, können sie wirksamer angegangen werden. Jedoch kann der persistierende Schmerz auch auf Begleiterkrankungen zurückzuführen sein, die nicht mit der Wunde in Zusammenhang stehen.
2. Lokalisation des Wundschmerzes (benutzen Sie das Körperschema) Zum Beispiel: auf das Wundgebiet beschränkt, in die Umgebung ausstrahlend	Die Reaktionen des Rückenmarks auf Schmerzsignale können zu einer pathologischen Sensibilität des umgebenden Weichgewebes führen. Dies kann sehr unangenehm sein und auf die geringste Berührung hin einsetzen. Benutzen Sie das Körperschema, um anzugeben, ob es mehr als ein schmerzendes Gebiet gibt.
3. Anzeichen für neuropathischen Schmerz Zum Beispiel: schneidender, brennender, kribbelnder Schmerz	Der neuropathische Schmerz ist schwer zu erkennen und zu behandeln und ist nicht auf Patienten mit diabetischem Fußulkus beschränkt. Die Minimierung des neuropathischen Schmerzes hängt von der frühen Diagnose und der spezifischen Therapie ab, wie z. B. der geeigneten Medikation.
4. Was verschlimmert den Schmerz? Zum Beispiel: Bewegung, Nachtruhe, eng sitzende Wundauflagen oder Bandagen	Es ist wichtig, bekannte Schmerzauslöser zu identifizieren und zu vermeiden. Diese Informationen können dabei helfen, die Ätiologie der Wunde des Patienten festzustellen.
5. Welche Maßnahmen am Wunderband verschlimmern den Schmerz? Zum Beispiel: Entfernung/Auflegen der Wundauflage, Reinigen, Offenlassen der Wunde	Vermeiden Sie jeden unnötigen Reiz an der Wunde, wie z. B. Abwischen der Wundoberfläche, übertriebenen Einsatz von Heftstreifen, die Anwendung von eng sitzenden Bandagen oder längeres Offenlassen der Wunde.
6. Was vermindert den Schmerz? Zum Beispiel: Analgesie, Hochlegen des Beins, Wärme	Es ist wichtig, die Strategien, mit denen eine Schmerzlinderung erreicht werden kann, zu erkennen und anzuwenden. Diese sind natürlich von Fall zu Fall unterschiedlich.
7. Was vermindert den Schmerz während oder nach den Maßnahmen am Wundverband? Zum Beispiel: den Verband selbst entfernen lassen, sanfte Berührungen, warme Reinigungslösung, besondere Wundauflage	Indem man sich bei den Maßnahmen am Wundverband ausreichend Zeit lässt, kann man die Angst des Patienten abbauen und groben Umgang mit der Wunde und dem umliegenden Gewebe vermeiden.
8. Gefühle des Patienten rund um die Maßnahmen an der Wunde und/oder am Wundverband	Man sollte versuchen, herauszufinden, welche Auswirkung der Schmerz hat, indem man auf die Schmerzempfindung und die Schmerzerwartung des Patienten eingeht. Besondere Wörter, die er benutzt, um den Schmerz zu beschreiben, zeigen,

▶▶

Kernaspekte der Beurteilung	Begründung
	welche Art Schmerz er fühlt. Einfache Fragen wie »Wo, denken Sie, kommt der Schmerz her?« oder »Was erleichtert Ihnen, mit dem Schmerz fertig zu werden?« können hilfreich sein.
9. Wert der Schmerzintensität vor dem Verbandwechsel Geben Sie an, welche Schmerzskala gebraucht wird.	Das Messen der Schmerzintensität ist eines der Grundprinzipien der Schmerzbeurteilung und dient als Ausgangsbasis. Während einer Pflegephase sollte stets dieselbe Schmerzskala benutzt werden, um die Vorgehensweise konstant zu halten.
10. Achten Sie auf Anzeichen dafür, dass Maßnahmen am Wundverband Schmerz/ Gewebetrauma verursacht haben. Zum Beispiel: Wundauflage haftet an der Wunde, Blutung	Sind diese Schmerzauslöser erkannt worden, sollte man sie möglichst vermeiden. Auflagen, die an der Wundfläche anhaften, sollte man überprüfen mit dem Ziel, eine geeignete Alternative zu bieten, z. B. den Einsatz eines silikonbeschichteten Wundverbandes.
<u>Maßnahmen zur Schmerzkontrolle:</u> **11. Reinigungssubstanz und -methode** Begründen Sie die Wahl.	Reinigungssubstanzen mit Antiseptika können Unbehagen hervorrufen und sollten möglichst vermieden werden. Erwärmte herkömmliche Kochsalzlösung ist die Reinigungsflüssigkeit der Wahl. Vorsichtiges Spülen ist gewöhnlich weniger schmerzhaft als das Abwischen der Wundfläche, aber eine Spülung mit höherem Druck kann ebenfalls zu Schmerzen führen.
12. Wahl der Wundauflage/des Verbands Begründen Sie die Wahl.	Diese Kriterien sollten dabei berücksichtigt werden: • Erhaltung eines feuchten Wundmilieus • atraumatisches Verhalten gegenüber der umgebenden Haut • Flüssigkeitsaufnahmefähigkeit • Allergiepotenzial Auflagen, welche die feuchte Wundheilung fördern, verursachen allgemein das geringste Trauma bei der Entfernung, z. B. Hydrogele, Hydrokolloide oder silikonbeschichtete Verbände.
13. Methoden zur Fixierung der Wundauflage Zum Beispiel: Adhäsivstreifen, Befestigungsbandage	Die Überempfindlichkeit der Nervenendigungen im Gebiet um eine Wunde führt zu einer Schmerzempfindung bei der Entfernung von Adhäsivstreifen und Wundauflagen. Befestigungsbandagen müssen vorsichtig angelegt und regelmäßig überprüft werden, da die Ödembildung zu einer Konstriktion und einem zusätzlichen Trauma führen kann. Auch mit Adhäsivstreifen sollte man sorgfältig umgehen, da diese zu Gewebetrauma und Schmerzen beim Entfernen führen können.
14. Hautpflege in der Wundumgebung Zum Beispiel: Feuchtigkeitsspender, Einsatz atraumatischer Wundauflagen	Handelt es sich um eine trockene Wunde, kann die Auflage am neugebildeten Epithelgewebe oder dem angetrockneten Exsudat an den Wundrändern haften. Übermäßige Exsudatbildung führt möglicherweise zur einer Exkoriation und/oder Mazeration der Haut. Eine Rötung der umgebenden Haut (Erythem) weist auf eine mögliche Wundinfektion hin.

▶▶

Kernaspekte der Beurteilung	Begründung
15. Wird eine Analgesie in Betracht gezogen? Zum Beispiel: Paracetamol, nichtsteroidale Antirheumatika, Opioide, Gas und Luft bei den Maßnahmen, Antiepileptika und Antidepressiva bei neuropathischem Schmerz	Die Weltgesundheitsorganisation hat eine Drei-Stufen-Leiter der Analgesie entwickelt, die zur Kontrolle des Hintergrundschmerzes geeignet ist. Die nichtsteroidalen Antirheumatika bilden die erste Stufe. Auf der nächsten Stufe sollten dann schwache Opioide zusätzlich oder allein eingesetzt werden. Die letzte Stufe betrifft den Einsatz der starken Opioide, nachdem man alle anderen Therapieansätze erneut geprüft hat.
16. Andere Strategien zur Schmerzlinderung Zum Beispiel: Patient entfernt den Verband, Methoden der Ablenkung, »Auszeit« während einer Maßnahme	Erklären Sie dem Patienten alle Maßnahmen in einer ruhigen, gelassenen Art und Weise. Lassen Sie sich ausreichend Zeit, um die Maßnahmen am Wundverband durchzuführen. Beteiligen Sie den Patienten an der gesamten Maßnahme, z. B. könnte es ihm lieber sein, selbst den Verband zu entfernen, oder er benötigt eine »Auszeit«.
17. Wert der Schmerzintensität während des Verbandwechsels	Der nicht beherrschte Schmerz bei den Verbandwechseln sollte zu Änderungen im Wundversorgungsplan führen. Schmerz, der als »mäßig« oder mit Werten von über 4 auf einer 10er-Skala bewertet wird, gilt allgemein als nicht akzeptabel.
18. Anzeichen dafür, dass der Patient Schmerzen verspürt Zum Beispiel: Grimassen, Fäusteballen, Weinen/Schreien, Blässe, Schwitzen	Für viele Menschen ist es schwer, Schmerzempfinden verbal auszudrücken. Die nichtverbalen Hinweise sind bei allen Patienten für die Schmerzbeurteilung hilfreich, aber besonders bei kleinen Kindern, älteren Menschen oder Patienten mit kognitiven Funktionsstörungen. Die Gefühle des Patienten sollte respektiert und ernst genommen werden.
19. Wert der Schmerzintensität nach dem Verbandwechsel	Der eigentliche Zahlenwert auf der Schmerzskala ist weniger wichtig als die Richtung, in die er sich entwickelt. Wenn Schmerzwerte zurückgehen, dann sind die Schmerzbehandlungsstrategien richtig. Es ist sinnvoll, die Schmerzwerte grafisch zu verzeichnen, so dass Trends im Zeitverlauf erkannt werden können.
20. Zeitdauer, bis der Schmerz nach Verbandwechsel/Maßnahme am Wundverband abklingt	Der Schmerz kann nach den Maßnahmen am Wundverband noch eine Zeit lang fortbestehen. Es ist daher ratsam, dies bei der zeitlichen Planung des Verbandwechsels mit zu berücksichtigen.
21. Schmerzlindernde Änderungen bei den Maßnahmen am Wundverband	Es sollte eine fortlaufende Überprüfung erfolgen, so dass man Strategien auswerten und dokumentieren kann, die zur Schmerzlinderung eingesetzt werden.

Literatur

Bethell E. Why gauze dressings should not be the first choice to manage most acute surgical cavity wounds. J Wound Care 2003;12(6):237-9.

Dimond B. Legal aspects of pain management: Legal aspects of health care series. Dinton: Quay Books; 2002.

Doyle D, Hanks GWC, MacDonald N, editors. Oxford Textbook of Palliative Medicine. Oxford (UK): Oxford University Press; 1999.

European Wound Management Association. Pain at wound dressing changes. EWMA Position document. London: Medical Education Partnership; 2002. Available from: www.ewma.org

Hollinworth H, Hawkins J. Teaching nurses psychological support of patients with wounds. Br J Nurs 2002;11(20 Suppl.):S8, S10-S12, S14, S16, S18.

Independent Advisory Group. Best practice statement: Minimising trauma and pain in wound management. Aberdeen: Wounds UK; 2004. Available from: www.wounds-uk.com/downloads/trauma_pain_statement.pdf

Johnson L. The nursing role in recognizing and assessing neuropathic pain. Br J Nurs 2004;13(18):1092-7.

King B. A review of research investigating pain and wound care. J Wound Care 2003;12(6): 219–23.

McMullen M. The relationship between pain and leg ulcers: a critical review. Br J Nurs 2004;13 (19): S30-6.

Nursing and Midwifery Council (NMC). The NMC code of professional conduct: standards for conduct, performance and ethics. London: NMC; 2004. Available from: www.nmc-uk.org/(zysm3n55ojmhwbf0udega3yy)/aFramedisplay.aspx?documentID=201

Warne T, McAndrew S. Using patient experience in nurse education. Basingstoke: Palgrave Macmillan; 2005.

World Health Organization. Cancer Pain Relief with a Guide to Opioid Availability (2nd ed). Geneva: WHO, 1996.

World Union of Wound Healing Societies. Principles of best practice: Minimising pain at wound dressing-related procedures. A consensus document. London: Medical Education Partnership; 2004. Available from: www.wuwhs.org/pdf/consensus_eng.pdf

Originaltitel: Hollinworth, H.: »Pain at wound dressing-related procedures: a template for assessment«, erschienen in World Wide Wounds, August 2005. Übersetzt und nachgedruckt mit Erlaubnis des Verlags. (www.worldwidewounds.com/2005/august/Hollinworth/Framework-Assessing-Pain-wound-Dressing-Relatet.html).

5 Die Wundbeurteilung (Bestimmung von Wundgröße, -fläche und -tiefe)

Die Wundbeurteilung ist das Kontrollinstrument zur Überwachung des Wundheilungsverlaufs. Ein einheitliches Vorgehen trägt vor allem zu einem ungehinderten Informationsfluss bei. Die standardisierte Wundbeurteilung sollte zunächst mindestens einmal in der Woche durchgeführt werden.

Folgende Parameter müssen berücksichtigt werden:

- Die **Lokalisation** der Wunde wird mit der genauen Angabe der anatomischen Lage (distal, lateral usw.) beschrieben. Dies ist vor allem bei Patienten wichtig, die mehrere Wunden haben.

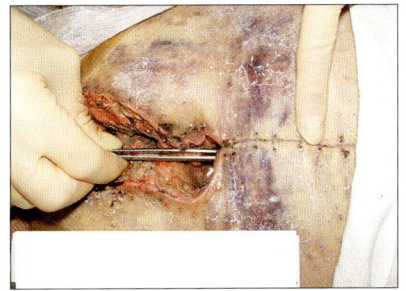

Abb. 4: Feststellung der Wundtiefe.

- Die Feststellung der **Wundtiefe** wird durch das Einführen eines sterilen Instrumentes, z. B. Pinzette[10] oder Watteträger, bis zur tiefsten Stelle der Wunde und anschließendes Anhalten der Pinzette an ein Zentimetermaß ermittelt (Abb. 4).

- Zur Feststellung der **Wundfläche** können mehrere Verfahren genutzt werden. Sie kann zunächst durch das Abpausen der Wundränder ermittelt werden. Dabei wird die sterile Seite der Verpackung einer Wundauflage (durchsichtiger Teil) auf die Wunde gelegt und die Wundränder nachgezeichnet. Anschließend wird diese Zeichnung zur Dokumentation auf eine saubere, transparente Folie übertragen und in die Patientenakte geheftet.

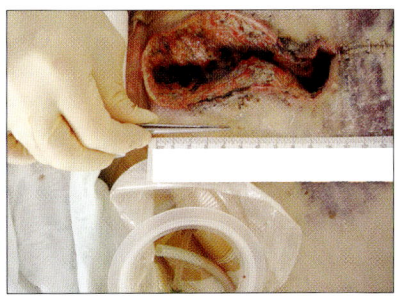

Abb. 5: Vorgehen mit Zentimetermaßbändern.

Weiterhin kann die Wunde mit speziellen Einmal-Zentimetermaßen vermessen und dokumentiert werden (Abb. 5).

Die beste und einfachste Methode, um den Zustand einer Wunde zu dokumentieren, ist die digitale Fotodokumentation. Diese Methode ist einfach, sicher, schmerzfrei und leicht zu archivieren. Der Patient hat die Möglichkeit, den Erfolg der Behandlung auf Bildern zu sehen, was einen motivierenden Effekt haben kann.[11] Nachteile der Fotodokumentation können allerdings Farbunterschiede oder unterschiedliche Beleuchtung sein. Es empfiehlt sich auch hier ein standardisiertes Vorgehen. Ein weiterer Nachteil besteht darin, dass die Tiefenausdehnung nicht sicher zu erkennen ist.

- Bei der Beschreibung des **Wundgrundes** müssen folgende Angaben gemacht werden:
  - Welche Strukturen sind zu erkennen? (Epidermis, Dermis, Subkutis, Faszie, Muskeln oder Knochen, innere Organe)

- – Wie sieht das erkennbare Gewebe aus?

  Schwarz = Nekrosen

  Gelb = Fibrinbeläge, Eiter (wegwischbar), Fettgewebe

  Rot = Granulationsgewebe

  Rosa = Epithelgewebe

- – Wie lässt sich der Geruch der Wunde beschreiben (z. B. süßlich, jauchig, faulig)?

  Achtung: Bei Verwendung von Hydrokolloiden entwickelt sich ein unangenehmer Geruch, der durch die Verbindung des Produkts mit Feuchtigkeit entsteht und normal ist.

- Bei der Beschreibung des **Wundrands** ist vor allem das Vorhandensein von lokalen Infektionszeichen zu beachten:
  - – Sind die Ränder gerötet?
  - – Sind sie überwärmt?
  - – Ist eine Schwellung zu sehen?
  - – Sind die Wundränder schmerzhaft?
  - – Haben sich **Wundtaschen** ausgebildet?
- In der Beschreibung des **Exsudats** ist die Quantität und die Qualität des Exsudates von Bedeutung:
  - – Wie stark ist die Exsudation?
  - – Ist das Exsudat eitrig, wässrig oder blutig?
- Auch bei der Beschreibung der **Wundumgebung** achtet man auf das Vorhandensein von Infektionszeichen:
  - – Rötungen
  - – Überwärmung
  - – Schwellungen
  - – Schmerzen
  - – Mazerationen
  - – Ekzeme

6 Das Débridement

Débridement ist eine Methode der Abtragung von Nekrosen und Fibrin. Das Débridement beinhaltet die Entfernung avitalen Gewebes aus einer Wunde. Durch Nekrosen wird der Heilungsprozess behindert. Außerdem dient das nekrotische Material einerseits als idealer Nährboden für Mikroorganismen; zum anderen wird durch freigesetzte Toxine die Mitose und Migration von Zellen gehemmt.[12]

Es existieren unterschiedliche Methoden, so dass für jede Wunde die geeignete Methode ausgewählt werden muss.[13] Bei der Auswahl der Methode sollten der Allgemeinzustand des Patienten, das Behandlungsziel, die Art, das Ausmaß, die Tiefe und die Lokalisation der Nekrose sowie die Menge des Exsudats berücksichtigt werden.[14] Weitere Überlegungen in Bezug auf die erforderliche Selektivität der gewählten Methode, der praktischen Erfahrung des Durchführenden sowie der erwünschten Geschwindigkeit müssen berücksichtigt werden.[15]

Die im Folgenden aufgezählten Möglichkeiten sind die gebräuchlichsten.

6.1 Chirurgisches Débridement

Das chirurgische Débridement wird nur durch den behandelnden Arzt durchgeführt. Die Entfernung von Nekrosen und Fibrinbelägen erfolgt hierbei mit Cürette, Skalpell, Schere oder scharfem Löffel. Nekrosen werden an der Grenze zum vitalen Gewebe exzidiert und vorhandene Taschen weit eröffnet.[16] Diese Behandlung ist die bevorzugte Therapie, da sie die effektivste und schnellste Methode zur Beseitigung avitalen Gewebes ist.[17]

Zur Schmerzbehandlung kann eine lokale Anästhesie mit Emla® Creme, ggf. auch eine Kurznarkose notwendig sein.

Anwendungshinweise:

Eine dicke Schicht Emla® Salbe wird auf die zu behandelnde Stelle auftragen (Wundränder mit abdecken). Anschließend erfolgt eine okklusive Abdeckung mit einem sterilen Folienverband. Nach Ablauf der Mindesteinwirkzeit von 30 Minuten wird der Verband entfernt und sofort mit der Wundreinigung begonnen. Die Dauer der effektiven Hautanästhesie beträgt ca. eine Stunde. Der maximale Wirkungszeitraum beträgt fünf Stunden. Anschließend lässt die anästhesierende Wirkung nach. Die Herstellerangaben müssen beachtet werden.

Kontraindikation:

Unverträglichkeit gegenüber den Inhaltsstoffen. Unterstützend kann eine orale Schmerzmittelgabe erfolgen.
Bei ausgedehnten Befunden sollte das Débridement in Narkose erfolgen.

6.2 Autolytisches Débridement

Durch Hydrogel werden Nekrosen und Fibrinbeläge rehydriert[18] und so die körpereigenen Wundreinigungsmechanismen unterstützt. Die Nekrosen können bei dem nachfolgenden Verbandwechsel z. B. mittels eines chirurgischen Débridements entfernt werden. Die Kombination zwischen einem chirurgischen und einem autolytischen Débridement ist besonders effektiv.

Kontraindikation:

Wunden mit Verdacht auf Keimbesiedelung mit Anaerobiern. Bei Infekten sollte eine entsprechende antimikrobielle Therapie eingeleitet werden, d.h. Hydrogel sollte mit geeigneten Produkten kombiniert werden (z. B. silberhaltige Produkte).[19]

6.3 Physikalisches Débridement

Hierzu eignen sich in erster Linie Wundauflagen mit hohem Resorptionsvermögen, wie z. B. Alginate, Hydrokolloide und Schaumstoffe. Überschüssiges Exsudat, Zelltrümmer und Keime werden im Verband festgehalten und mit jedem Verbandwechsel entfernt. Auch feuchte Umschläge, z. B. mit Ringerlösung, haben sich bewährt. Das Ausduschen der Wunde ist eine andere mögliche Alternative, um eine Wunde mechanisch zu reinigen. Allerdings ist dabei in jedem Fall die Qualität des Wassers zu beachten[20], evtl. müssen Keimfilter eingesetzt werden. Anschließend sollte eine lokale antiseptische Wundbehandlung durchgeführt werden (Herstellerangaben beachten). Beim Ausduschen kann es zur Bildung keimhaltiger Aerosole kommen, da sich im Abfluss viele Keime befinden, die mit einer normalen Oberflächendesinfektion nicht erreicht werden. Weiterhin ist davon auszugehen, dass die Infektionserreger aus der Wunde in die tieferen Gewebsschichten[21] und in die Umgebung ausgebreitet werden können. Badewanne, Dusche, Flächen der Umgebung, Kleidung des Personals, Hände usw. werden kontaminiert. Grundsätzlich müssen umfassende Desinfektionsmaßnahmen durchgeführt werden, um eine Keimverbreitung zu verhindern.[22]

Wegen der Ansammlung von Keimen sollten Wunden nicht gebadet werden.[23]

6.4 Biochirurgisches Débridement

Bei dieser Therapie, mit Maden der Gattung Lucilia sericata (grüne Schmeißfliege), handelt es sich um ein selektives, unblutiges Débridement durch proteolytische extrakorporelle Verdauung. Lucilia sericata sind Nekrophagen und arbeiten äußerst selektiv (siehe Produktinformationen).

Sie sind als Biobag[24], Vita Pad oder lose Maden erhältlich und können ca. drei Tage auf der Wunde belassen werden.

Indikationen:

- Sekundärheilende Wunden
- Reinigung infizierter, infektionsgefährdeter oder übelriechender Wunden
- Patienten, bei denen kein chirurgisches Débridement möglich ist
- Diabetische Ulcera
- MRSA-besiedelte Wunden

Kontraindikationen:

- Wunden, die leicht zu Blutungen neigen
- Freiliegende Gefäße, Sehnen
- Wunden mit eröffneten Körperhöhlen
- Fisteln
- Unüberwindbarer Ekel des Patienten

6.5 Enzymatisches Débridement

Beim enzymatischen Débridement werden proteolytische Substanzen in Kombination mit feuchten Wundauflagen eingesetzt.[25] Als Wirkstoffe stehen z. B. Clostridiopeptidase oder Streptokinase/Streptodornase zur Verfügung. Diese Enzyme sollen die Beseitigung dünner oberflächlicher Nekrosen, Fibrin und Zelltrümmerlagen bewirken. Das proteolytische Débridement ist nach heutigem wissenschaftlichen Erkenntnisstand überholt. In großen, multizentrischen Studien konnte die Wirksamkeit entsprechender Produkte nicht nachgewiesen werden. Die Veröffentlichung dieser Ergebnisse steht leider derzeit noch aus. Ein weiterer Nachteil dieser Methode ist die Kostenintensität sowie der hohe zeitliche Aufwand. Meist ist ein täglicher Verbandwechsel nötig.[27]

7 Die infizierte Wunde

Keime in einer Wunde (sog. kontaminierte oder kolonisierte Wunde) sind normal und bedürfen keiner Behandlung. Eine kritische (pathologische) Kolonisation führt jedoch zu Wundheilungsstörungen. Liegen lokale Infektionszeichen oder ein MRSA-positiver Befund vor, so ist zur Unterstützung des **notwendigen Débridements** ein geeignetes Lokalantiseptikum einzusetzen.

Lokalantiseptika sollten folgende Voraussetzungen erfüllen:
1. Sichere keimabtötende oder inaktivierende Wirksamkeit gegen ein breites Erregerspektrum ohne Wirkungsbeeinflussung durch Eiweiß, Blut o. ä.
2. Schneller Wirkungseintritt
3. Keine Resistenzenentwicklung
4. Farblos
5. Hypoallergen
6. Hohe Wundverträglichkeit
7. Keine Substanzen wie Schwermetalle enthaltend
8. Keine systemischen Nebenwirkungen verursachend
9. Einfach anzuwenden und aufzubewahren

Am besten geeignet sind PVP Jod und Octenisept® (zur kurzzeitigen Anwendung aufgrund mikrobieller Kontamination oder auf kolonisierten oder infizierten akuten Wunden) bzw. Lavasept®[28] (zur wiederholten Anwendung auf chronischen bzw. empfindlichen Wunden) (Herstellerangaben beachten).

Das Mittel sollte mit Kompressen oder bei Taschenbildung mit einer Spritze und ggf. mit Knopfkanüle aufgebracht werden. Die vom Hersteller vorgegebene Einwirkzeit sollte unbedingt eingehalten werden, um einen Wirkungsverlust zu verhindern. Die Wischrichtung von außen nach innen ist zu berücksichtigen. Das Ausspülen des Antiseptikums z. B. mit NaCl 0,9 % oder Ringerlösung ist nicht erforderlich.

Die gleichzeitige Anwendung von unterschiedlichen Antiseptika sollte vermieden werden, da Wechselwirkungen auftreten können und dadurch z. B. eine Abschwächung der Wirkung oder eine Schädigung des Gewebes erfolgen kann. Bei der Verdünnung der Produkte müssen die Herstellerangaben genau befolgt werden.

Der unkritische Langzeitgebrauch von Antiseptika (Ausnahme: Besiedelung der Wunde durch multiresistente Erreger) kann zu erheblichen Störungen führen. Chronische Wunden heilen noch schlechter. Die eigentlichen Ursachen für eine schlechte Wundheilung müssen daher immer genau diagnostiziert werden.[29]

Nach derzeitigem Erkenntnisstand sind folgende Produkte zur Wundreinigung oder Desinfektion von Wunden **ungeeignet**[30]:

- Ethanol
- Wasserstoffperoxid 3 %
- Ethacridinlactatlösung (Rivanol)
- Chlorhexidin
- 8 Chinolinol
- Chloramin T
- Farbstoffe
- Nitrofural
- Organische Quecksilberverbindungen
- Quats
- Silbersulfadiazin

Neben der Anwendung lokaler Antiseptika können zusätzlich silberhaltige Produkte, wie z. B. Actisorb silver 220® (keine Silberfreisetzung), Silvercel® oder Aquacel Ag® (Silberfreisetzung) unterstützend eingesetzt werden. Bislang sind die möglichen Auswirkungen des freigesetzten Silbers auf die Wunde bzw. den Organismus nicht vollständig geklärt. Daher sollte der Einsatz dieser Produkte streng nach Herstellerangaben durchgeführt werden.

Die lokale Applikation von Antibiotika sollte unterbleiben.[31] Es ist zweifelhaft, ob das Antibiotikum überhaupt tief genug in das Gewebe eindringt, um dort seine Wirkung zu entfalten. Dies erhöht wiederum die Gefahr der Resistenzentwicklung. Kontaktallergien sind ein weiterer gravierender Nachteil ebenso wie die Beeinträchtigung der Proliferation und Epithelisierung von Wunden.[32] Bei Zeichen einer systemischen Infektion (Fieber, Schüttelfrost, lokale Wundinfektion, Leukozytose) sind ein Wundabstrich sowie eine systemische Antibiotikagabe entsprechend des Resistenztests indiziert.

8 Der mikrobiologische Wundabstrich

Allgemeines[33]

- Die Probenentnahme erfolgt immer **vor** der Anwendung von antiseptischen Lösungen (z. B. Betaisodona®, Lavasept®, Octenisept®) und möglichst vor Beginn einer systemischen Antibiotikatherapie
- Die Entnahme erfolgt immer **nach** der mechanischen Reinigung bzw. nach einem chirurgischen Débridement (fibrinöse oder nekrotische Beläge abheben und danach vom Wundgrund und aus den Außenbezirken der Wunde Material entnehmen)
- Abstriche aus oberflächlichen Bereichen der Wunde oder trockenen Nekrosen sind nicht aussagekräftig
- Eine Kontamination mit Keimen der Hautflora muss vermieden werden

Entnahmetechnik[34]

- Handschuhe anziehen
- Wunde ausführlich mit NaCL 0,9 % oder Ringerlösung reinigen
- Den Watteträger aus der Verpackung entnehmen (Achtung: den Träger nur am vorgesehenen Griff fassen). An einem Rand der Wunde beginnend, im Zickzack über die Wundeoberfläche streifen (vgl. Abb. 6)
- Dabei sollte der Träger mehrfach gedreht werden
- Den Träger in das Transportröhrchen mit Medium stecken und fest verschließen

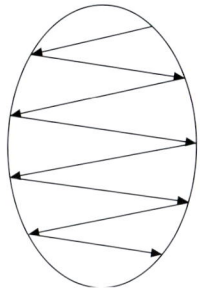

Abb. 6: Entnahmetechnik.

Die Gewinnung und Untersuchung von Gewebeproben oder Punktaten kann unter Umständen nötig sein, um präzisere Aussagen treffen zu können.

Ausfüllen der Anforderungsscheine für die mikrobiologische Diagnostik

- Für jeden Abstrich muss ein eigenes Anforderungsformular ausgestellt werden
- Die klinische Fragestellung und die korrekte Angabe der Entnahmestelle sind zwingend notwendig (für jede Wunde einen separaten Abstrich durchführen)
- Berücksichtigen sollte man weiterhin die Unterscheidung zwischen tiefem und oberflächlichem Abstrich. Tiefer Abstrich: aus tiefen, unterminierten Wunden oder Wundtaschen – hier wird eine Diagnostik auf Anaerobier durchgeführt. Oberflächlicher Abstrich: bei oberflächlichen Wunden ohne Höhlenbildung – hier wird auf den Nachweis von Anaerobiern verzichtet
- Das Datum und die Uhrzeit der Entnahme sowie ein eventuell verwendetes Antibiotikum müssen vermerkt werden

Probentransport

- Immer Abstrichröhrchen **mit Transportmedium** nutzen
- Gewebeteile werden mit steriler NaCl 0,9 % Lösung benetzt, um das Austrocknen der Proben zu vermeiden
- Für Punktate werden sterile Gefäße ohne Zusatz verwendet
- Die Proben sollten zügig an die entsprechenden Labore weitergeleitet werden, um ein möglichst genaues Bild der Keimflora zu erlangen

9 Phasengerechte Wundauflagen

An eine Wundauflage werden folgende Anforderungen gestellt:[35]
1. Erhaltung hoher Feuchtigkeit unter Zusammenwirkung von Wunde und Wundauflage
2. Entfernung von überschüssigem Exsudat und toxischen Komponenten
3. Ermöglichung des Gasaustauschs
4. Aufrechterhaltung der Temperatur
5. Schutz vor Sekundärinfektionen
6. Ausschalten von partikulären und toxischen Schadstoffen
7. Mechanischer Schutz der Wunde
8. Schmerzloser Verbandwechsel

Die Auswahl der Versorgungsprodukte und die Häufigkeit der Verbandwechsel sind abhängig von der Exsudation und richten sich nach den besonderen Anforderungen der jeweiligen Heilungsphase.
Der ideale Wundverband sollte einfach zu handhaben und anzuwenden sowie kosteneffizient sein.

9.1 Nekrosen und Beläge

Nekrosen sind avitales, noch nicht von der Wunde getrenntes Gewebe. Die trockene Nekrose erscheint schwarz (Abb. 7). Die feuchte Nekrose hat eine gelbe, gelbgrünliche oder gelbbraune Farbe. Das Ausmaß der Wundtiefe ist nicht immer zu erkennen. Nekrosen können, z. B. auch beim Dekubital-Ulcus, unter vitalem Gewebe auftreten.

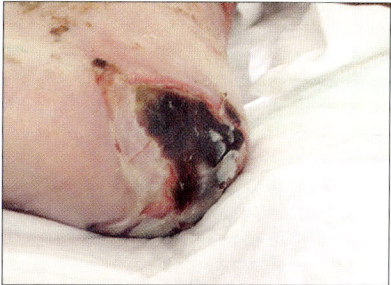

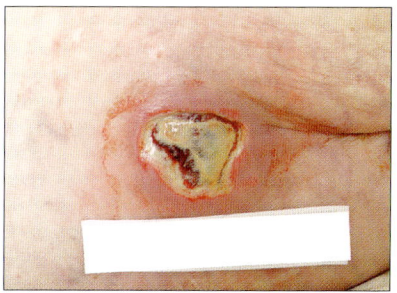

Abb. 7: Trockene bzw. feuchte Nekrose.

Ziele:

Ablösung oder Rehydrierung von Nekrosen. Das nekrotische Gewebe muss entfernt werden, um die Reinigung der Wunde und somit die Wundheilung zu beschleunigen.

Maßnahme:

- Débridement

Cave:
Trockene Nekrosen bei einem Patienten mit peripherer Verschlusskrankheit (pAVK) oder diabetischem Fußsyndrom (DFS) mit arterieller Gefäßbeteiligung, die nicht revaskularisiert sind oder werden, sollten belassen und nicht rehydriert werden. Es besteht die Gefahr, eine trockene Nekrose in ein feuchtes Gangrän umzuwandeln, woraus erhebliche Komplikationen resultieren können (Infektion, Amputation, Sepsis).

9.2 Granulation

Nach der Entfernung von Nekrosen und Belägen, bildet sich in der Wunde ein wasser- und gefäßreiches Bindegewebe (Abb. 8). Es ist tiefrot gefärbt, feucht glänzend und körnig. Dieses Gewebe ist sehr empfindlich und leicht verletzlich. Diese Schicht bildet die Grundlage für die spätere Epithelisierung. Blasses Granulationsgewebe deutet auf eine Störung des Wundheilungsprozesses hin und bedarf der Ursachenforschung.

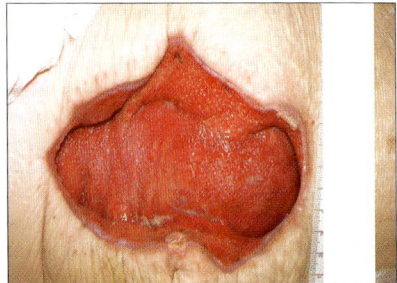
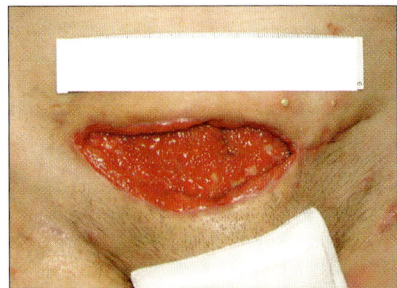

Abb. 8: Bildung von wasser- und gefäßreichem Bindegewebe.

Ziele:

Schutz des Granulationsgewebes vor mechanischen und thermischen Reizen sowie vor Austrocknung. Die Bildung von neuem Gewebe soll durch die Erhaltung eines physiologischen, feuchten Klimas gefördert werden. Überschüssiges Wundsekret muss aufgenommen werden.

Maßnahmen:

- Bei schwacher Exsudation → Zufuhr von Feuchtigkeit
- Bei moderater Exsudation → Aufrechterhaltung des feuchten Milieus
- Bei starker Exsudation → Aufnahme des überschüssigen Wundsekretes

9.3 Epithelialisierung

Die Wundheilung findet ihren Abschluss. Vom Wundrand erfolgt durch Migration von Zellen der Wundverschluss. Das Gewebe ist weißlich, rosa und etwas milchig (Abb. 9). Es ist mechanischen Reizen gegenüber sehr empfindlich.

Ziel:

Schutz des Epithelgewebes vor mechanischen, thermischen Reizen und Austrocknung. Die Zellteilung soll gefördert werden.

Maßnahmen:

*   Bei schwacher Exsudation → Zufuhr von Feuchtigkeit
*   Bei moderater Exsudation → Aufrechterhaltung des feuchten Klimas

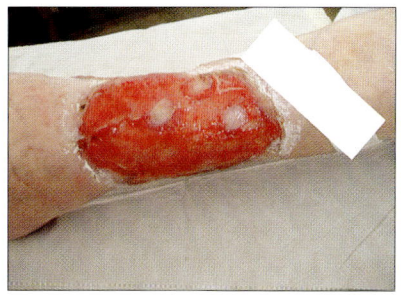
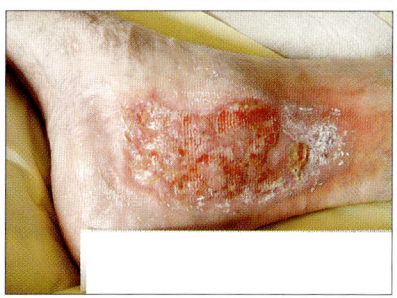

Abb. 9: Epithelialisierung.

Aunt
Decusitas

III Apfel-Rosinen-Strudel, Kompott, Pudding

Freitag, 22.08.2008

I	Germknödel, Vanillesoße, Kompott, Götterspeise
II	Seefisch auf Gemüsebeet, Salzkartoffeln, Salat, Götterspeise
III	Gemüseauflauf mit Kartoffeln, Salat, Götterspeise

Samstag, 23.08.2008

I	Schweineleber sauer, Kartoffelbrei, Salat, Joghurt
II	Schinkennudeln, Tomatensoße, Salat, Joghurt
III	Gefüllte Pavesen, Zimtzucker, Kompott, Joghurt

Sonntag, 24.08.2008

I	Rahmschnitzel, Teigwaren, Salat, Gebäck
II	Kalbsbraten, Teigwaren, Salat, Gebäck
III	Pflaumenknödel, Bröselbutter, Kompott, Gebäck

Frühstück I	Fr
2 Semmeln 1 Butter, 1 Marmelade Wurst	2 Semmeln 1 Butter, 2 Marm

Wahlweise erhalten Sie zusätzlich zu Ihrem Frü

Diäten werden nach Vorgaben des Arztes erst

10 Dekubital-Ulcus

Unter einem Dekubital-Ulcus versteht man eine »*Hautschädigung durch die Einwirkung von Druck in Zusammenwirkung mit anderen Faktoren*«[36] (vor allem Zeit, prädisponierende Risikofaktoren). Dekubital-Ulcera sind ischämische Hautschädigungen in Folge anhaltender örtlicher Druckeinwirkung.

Drei Faktoren sind relevant:
1. Druck,
2. Zeit und
3. Disposition.[37]

Nach vorsichtigen Schätzungen erleiden in Deutschland jährlich mehr als 400.000 Personen einen behandlungsbedürftigen Dekubital-Ulcus. Die Kosten pro Jahr werden unter Berücksichtigung der längeren stationären Verweildauer auf 0,75 bis zwei Milliarden Euro geschätzt.[38]

10.1 Ursache

Durch Druck werden die Kapillaren komprimiert. Daher wird das betroffene Hautareal nicht mehr ausreichend durchblutet und mit Sauerstoff und Nährstoffen versorgt. Dies führt zu einer Anhäufung von toxischen Stoffwechselprodukten im Gewebe mit nachfolgender Erhöhung der Kapillarpermeabilität, Gefäßerweiterung, Ödembildung und zellulärer Infiltration.

Die Entzündungsreaktion löst zu Beginn eine vermehrte Durchblutung mit steigendem Kapillardruck aus. Die Stoffwechselprodukte können abtransportiert werden und die Hautzellen regenerieren sich. Das setzt aber eine vollständige Druckentlastung des betroffenen Gebietes voraus.

Bleibt die Druckeinwirkung bestehen, kommt es mit zunehmender Hypoxie zum irreversiblen Absterben der Zellen mit einer Nekrosebildung. Reibung, Scherkräfte und Feuchtigkeit können zusätzliche mechanische Schädigungen der Haut zur Folge haben.

Die Auswirkungen der Schädigung hängen ab von der Dauer und der Höhe des einwirkenden Drucks. Muskulatur und Fettgewebe reagieren empfindlicher auf Druck als die Haut. Daher ist die Nekrose in der Tiefe ausgedehnter als der an der Hautoberfläche sichtbare Befund.

10.2 Risikofaktoren

Risikofaktoren sind keine zwangsläufigen Ursachen, sondern Umstände und Gegebenheiten, unter denen der Dekubital-Ulcus besonders häufig entsteht (*Braun* 1997, S. 64):

- Immobilität (Unfähigkeit zur Bewegung durch äußere, organische oder psychisch bedingte Ursachen): Parkinson, Narkose, Koma, Arthrose, Rheuma, Frakturen, Lähmungen, Depressionen, Schmerz, chirurgische Eingriffe, Fixierungen, Medikamente, Sonden, Katheter, Schlaf, hohes Lebensalter, Adipositas per magna
- Herabgesetzte Gewebetoleranz (Fähigkeit von Haut und Unterhautgewebe, Druck ohne schädigende Folgen zu ertragen): Ödeme, Anämie, Gefäßsklerose, Fieber, Allgemein- oder Lokalinfektionen, Hautschädigungen (z. B. durch Feuchtigkeit entstandene Mazerationen), Mangelernährung, Dehydration, niedriger Blutdruck, Diabetes mellitus
- Scherkräfte (Kraft, die zu Gewebezerrungen führt); sichtbar durch Faltenbildung oder Hautspannung; Blutgefäße verdrehen sich → Verringerung des Gefäßdurchschnitts → Verschlechterung der Durchblutung → Blutzirkulation wird besonders im Unterhautbindegewebe unterbrochen
- Reibung (entsteht durch Aufeinanderreiben zweier Flächen): z. B. schlechte Hebe- und Mobilisationstechniken, falsche Lagerung, Herunterrutschen im Bett oder Stuhl
- Ungünstige Druckverteilung (durch Erkrankungen, die zu einer Veränderung der Körperform führen): Kachexie, Kontrakturen, Gelenkveränderungen, Spastiken
- Eingeschränkte Fähigkeit/Bereitschaft: Einschränkung im Verstehen, Einschränkung der Situationseinschätzungen, eingeschränkte Handlungsfähigkeit, eingeschränkte Motivation, kognitive Einschränkungen, Kommunikations-, Beziehungsstörungen
- Fehlende sensorische Wahrnehmung (Fähigkeit, lagebedingte wie künstliche Reize wahrzunehmen und adäquat zu reagieren): Polyneuropathie, Bewusstlosigkeit, Sedierung, Lähmung

Die Universität Witten/Herdecke nennt in ihrer evidenzbasierten Leitlinie »Expertenstandard Dekubitusprophylaxe« in der Pflege folgende Risikofaktoren:

- Intrinische Risikofaktoren: **(Empfehlungsgrad B, C)**
  - Eingeschränkte Mobilität oder Immobilität
  - Sensorische Beeinträchtigung
  - Akute Erkrankung
  - Gestörte Bewusstseinslage
  - Hohes (> 65 Jahre) oder niedriges Lebensalter (<5 Jahre)
  - Druckschädigung in der Vorgeschichte
  - Gefäßkrankheiten
  - Schwere chronische oder terminale Erkrankungen
  - Malnutrition und Dehydration
- Extrinsische Risikofaktoren: **(Empfehlungsgrad B)**
  - Druck
  - Reibung
  - Scherkräfte
- Individuelle Risikofaktoren: **(Empfehlungsgrad B)**
  - Medikamente
  - Hautfeuchtigkeit

10.3 Stadieneinteilung (National Pressure Ulcer Advisory Panel)

Stadium 1: (Abb. 10)
Es besteht eine persistierende Hautrötung bei intakter Haut. (Schnelltest: »Fingertest«: Rötung ist auf Druck mit dem Finger nicht wegdrückbar). Weitere klinische Zeichen können Ödembildung, Verhärtung und eine lokale Überwärmung oder Schmerzen sein.

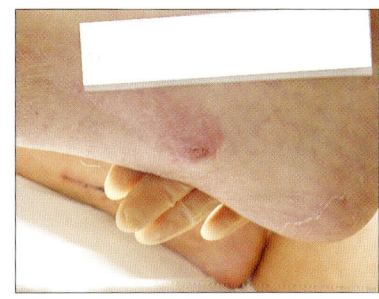

Abb. 10: Stadium 1.

Stadium 2: (Abb. 11)
Teilverlust der Haut. Die Epidermis bis hin zu Anteilen der Dermis ist geschädigt. Der Druckschaden ist oberflächlich und kann sich klinisch als Blase, Hautabschürfung oder flaches Geschwür darstellen.

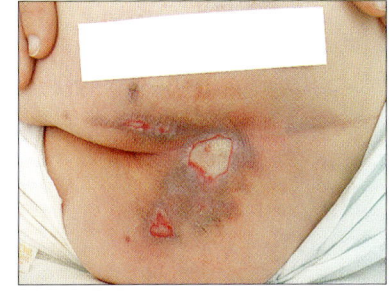

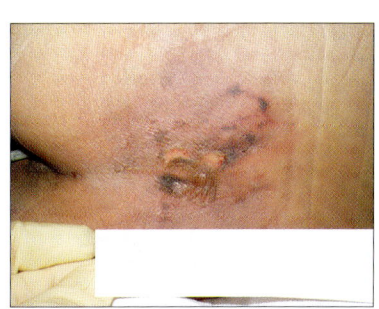

Abb. 11: Stadium 2.

Stadium 3: (Abb. 12)
Verlust aller Hautschichten und Schädigung oder Nekrose des subkutanen Gewebes, die bis auf die darunterliegende Faszie reichen kann. Der Dekubital-Ulcus zeigt sich klinisch als tiefes offenes Geschwür.

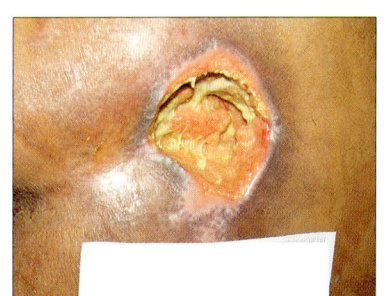

Abb. 12: Stadium 3.

Stadium 4: (Abb. 13)
Verlust aller Hautschichten mit ausgedehnter Zerstörung, Gewebsnekrose oder Schädigung von Muskeln, Knochen oder unterstützenden Strukturen (Sehnen, Gelenkkapseln).

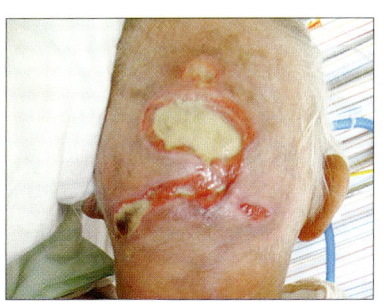

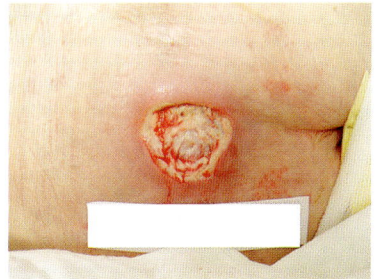

Abb. 13: Stadium 4.

Besondere Gefährdungen sind überall dort gegeben, wo wenig schützendes Unterhautfettgewebe ist (Leitlinie Dekubitusprävention **Empfehlungsgrad C**):
• Hinterhaupt
• Schläfenregion des Schädels

- Ohrmuschel
- Schulterblätter
- Dornfortsätze der Brustwirbelsäule
- Trochanter major
- Kreuzbein
- Sitzbein
- Fibulaköpfchen
- Ellbogen
- Knöchel
- Ferse
- Zehen
- Körperareale, die einem externen Druck ausgesetzt werden, z. B. die Nase bei der Verwendung von Endotrachealtuben oder Magensonden

10.4 Therapie

Die konservative Therapie muss dem Schweregrad des Dekubital-Ulcus angemessen sein. Sie beruht auf fünf wesentlichen Punkten (nach *Seiler*):[39]
1. Druckentlastung
2. Nekrosenentfernung
3. Infektbekämpfung
4. Phasengerechter Wundverband
5. Minimierung der Risikofaktoren (Mobilität, Aktivität, sensorisches Empfindungsvermögen, Reibungs- und Scherkräfte, Feuchtigkeit, Ernährungsstatus)

Zu Beginn der Therapie sollte ein Assessment durchgeführt werden. Darauf basierend wird der Behandlungsplan erstellt.[40] Das Assessment beinhaltet, neben der Beurteilung des Ulcus, folgende Punkte[41]:
- Allgemeinzustand des Patienten
- Allgemeine Komplikationen
- Ernährungsstatus
- Schmerzstatus
- Psychosoziale Lebensbedingungen

Um den Wundheilungsverlauf zu evaluieren, erfolgt initial die Feststellung der Wundlokalisation, der Tiefe und Größe, der freiliegenden Gewebestrukturen, der Unterminierung der umliegenden Gewebeschichten, des Geruchs, der Exsudation und der Erfassung der Präsenz von Nekrosen, Fibrinbelägen sowie Granulations- oder sogar Epithelgewebe (AHCPR **Empfehlungsgrad C**; Registered Nurses Assosiation of Ontario **Empfehlungsgrad C**).[42, 43]

Der Behandlungsplan beinhaltet die Festlegung und Durchführung der:
- druckentlastenden Maßnahmen,
- Wundbehandlung,
- Schmerztherapie und
- Ernährung.

Der Therapieplan muss in jedem Fall die Ressourcen des Patienten berücksichtigen.

Um die Effizienz des Behandlungsplans zu überprüfen, erfolgt ein Monitoring der Wunde bei jedem Verbandwechsel. Die Evaluation des Behandlungsplans sollte mindestens einmal pro Woche durchgeführt werden und entsprechend der vorgefundenen Wundverhältnisse angepasst werden (AHCPR **Empfehlungsgrad C**).[44] Auch eine eventuelle Umstellung der druckverteilenden Unterlage kann dabei notwendig sein.

Generell sollten nur Wundauflagen zum Einsatz kommen, die den Wundgrund kontinuierlich feucht halten (AHCPR **Empfehlungsgrad B**; European Pressure Ulcer Advisory Panel **Empfehlungsgrad A**; Registered Nurses Assosiation of Ontario **Empfehlungsgrad A**).[45]

Die Auswahl der geeigneten Wundauflage erfolgt phasengerecht.[46] Für den Sakralbereich sollten speziell geformte Verbände genutzt werden.[47]

Um das Risiko einer Infektion zu verringern und die Wundheilung zu fördern, sollte bei jedem Verbandwechsel eine Wundreinigung und bei bestehenden Nekrosen ein Débridement durchgeführt werden (European Pressure Ulcer Advisory Panel **Empfehlungsgrad A**; AHCPR **Empfehlungsgrad A**).[48]

Zur schnellen Entfernung von Belägen, z. B. im Falle einer Infektion, eignet sich das chirurgische Débridement (Schmerzmanagement beachten). Die Behandlung einer Infektion beinhaltet das Débridement, die Wundreinigung und eine systemische Antibiotikatherapie (Registered Nurses Assosiation of Ontario **Empfehlungsgrad A**).

Eine Antibiotikatherapie ist nur indiziert, wenn systemische Entzündungszeichen, eine Sepsis oder Osteomyelitis auftreten (European Pressure Ulcer Advisory Panel **Empfehlungsgrad A**; AHCPR **Empfehlungsgrad A**).

10.4.1 Druckentlastung

Die maximale Druckentlastung der betroffenen Körperstelle ist oberstes Gebot. Nur so lässt sich die Sauerstoffversorgung an diesen Stellen verbessern. Der Patient soll nach Möglichkeit nicht mehr auf seinem Dekubital-Ulcus liegen (AHCPR **Empfehlungsgrad C**). Die qualifizierte Pflegeperson erstellt gemeinsam mit dem Patienten einen individuellen Lagerungsplan, in dem sie herausarbeitet, welche Bewegungen in Bezug auf das Ulcus möglich sind (Leitlinie Dekubitusprävention **Empfehlungsgrad C**, AHCPR **Empfehlungsgrad C**). Die regelmäßigen Lagerungswechsel erfolgen zunächst alle zwei Stunden. Diese Intervalle müssen individuell angepasst, d.h. verkürzt oder verlängert werden. Sie richten sich nach den Ergebnissen der Hautinspektion und den individuellen Bedürfnissen des Patienten (Leitlinie Dekubitusprävention **Empfehlungsgrad C**).

Die geeigneten Lagerungsarten sind die 30°- und 135°-Schräglage und je nach Lokalisation des Ulcus die Rückenlage. Längerer Druck auf Knochenvorsprünge muss dabei vermieden werden und Knochenvorsprünge sollen nicht aneinander reiben. Hier sollten Kissen oder andere Lagerungshilfsmittel sinnvoll eingesetzt werden (AHCPR **Empfehlungsgrad C**). Dadurch kann weiterhin eine vollständige Druckentlastung im Fersenbereich erreicht werden.

Scherkräfte unterstützen die Entstehung bzw. die Verschlechterung eines Dekubital-Ulcus. Hier wirken zusätzliche Kräfte auf die Kapillargefäße ein und komprimieren diese. Entsprechende Umlagerungshilfen sind korrekt einzusetzen (Leitlinie Dekubitusprävention **Empfehlungsgrad C**).

Bei Risikopatienten ist der Einsatz therapeutischer Lagerungssysteme (z. B. Kaltschaummatratzen) angemessen (Leitlinie Dekubitusprävention **Empfehlungsgrad A**; Registered Nurses Assosiation of Ontario **Empfehlungsgrad A**). [49, 50] Kann der Patient bei bestehendem Ulcus zahlreiche unterschiedliche Positionen einnehmen, ohne Druck auf die betroffene Stelle auszuüben, so sollte er mit einem statischen System versorgt werden (AHCPR **Empfehlungsgrad B**; Registered Nurses Assosiation of Ontario **Empfehlungsgrad B**).[51]

Patienten mit hohem Risiko (Diabetes mellitus, ZNS-Störungen, Polytrauma) (Leitlinie Dekubitusprävention **Empfehlungsgrad B**) oder Patienten, die nicht ohne eine Belastung des Ulcus gelagert werden können, sollten auf Wechseldruckmatratzen gelagert werden (AHCPR **Empfehlungsgrad B**; Registered Nurses Assosiation of Ontario **Empfehlungsgrad B**).[52, 53] Vorsicht: Bereits bestehende neurologische Defizite können sich verstärken.

Bei Patienten mit einem Ulcus Stadium 3 oder 4, bei denen trotz des Einsatzes einer geeigneten Wechseldruckmatratze keine Besserung eintritt, ist eine andere, den Druck verteilende Unterlage, wie z. B. Luftkissen-Bett mit periodischer/vollautomatischer Druckentlastung (air-fluidized Bett, high-air-loss System) indiziert (AHCPR **Empfehlungsgrad C**).[54, 55]

Das Angebot an modernen druckentlastenden Matratzen ist sehr groß, wobei in Studien aufgrund der unterschiedlichen Testverfahren kein bestimmtes Produkt favorisiert wurde.[56] Die getesteten Systeme sind weit gehend gleichwertig. Allerdings sollten wirtschaftliche Gesichtspunkte beachtet werden.

Einen Überblick über die verfügbaren Systeme und deren Charakteristika bietet (für den englischsprachigen Raum) die »Medicare Part B Support Surface Policy«[57, 58] (www.wocn.org/publications/facts/pdf/medicare-part.b.pdf). Die Systeme werden in drei unterschiedliche Gruppen eingeteilt (Gruppe 1: Prävention, Gruppe 2 und 3: Therapie).

Auch der National Pressure Ulcer Advisory Panel hat eine Initiative zur Untersuchung und Evaluation druckentlastender Systeme gegründet. Die Ergebnisse wurden bis zum jetzigen Zeitpunkt jedoch noch nicht veröffentlicht.[59]

Grundsätzlich gilt:
- Auch beim Einsatz von druckverteilenden Unterlagen müssen regelmäßige Positionswechsel erfolgen (Leitlinie Dekubitusprävention **Empfehlungsgrad C**).
- Bei der Auswahl der Matratze ist darauf zu achten, dass die Matratze nicht zu weich ist und dem Körpergewicht entsprechend ausgewählt wird (Test: Zwischen der Antidekubitusmatratze und der Bettauflage muss so viel Platz sein, dass man eine Hand darunter legen kann; Patient darf nicht durchliegen) (Registered Nurses Assosiation of Ontario **Empfehlungsgrad B**).[60]
- Je weicher die Lagerung, desto immobiler wird der Patient (Reduktion der Bewegungsimpulse aus der Peripherie für das ZNS). Die spätere Mobilisation kann dadurch er-

schwert werden. Der Einsatz von superweichen Antidekubitusmatratzen ist nur bei bestimmten Patienten (Schmerzpatienten, Patienten mit Knochenmetastasen) gerechtfertigt. Eine zu ausgeprägte Weichlagerung führt bei längerer Anwendung zum Wahrnehmungsverlust des Körperschemas.[61]

- Wird eine Antidekubitusmatratze verwendet, ist das Bettlaken so locker wie möglich und so fest wie nötig einzuziehen. Der Einsatz von Stecklaken, Unterlagen oder anderer Dinge sollte wegen der möglichen Faltenbildung oder Schwitzen unterlassen werden. Bei der Anwendung von Airflow-Matratzen benötigen inkontinente Patienten eine Versorgung mit luftdurchlässigen Moltons (spezielle Unterlagen sind über Lager anzufordern).
- Scherkräfte sind zu vermeiden, z. B. durch den Einsatz von Rutschbremsen.
- Felle, mit Wasser gefüllte Hilfsmittel und Ringkissen sind zur Druckreduzierung[62] nicht geeignet (Leitlinie Dekubitusprävention **Empfehlungsgrad C**).
- Unterstützend kann eine Mikrolagerung durchgeführt werden (kleinste Bewegungen, die der gesunde Mensch ca. alle fünf Minuten durchführt). Das Prinzip beruht auf der Druckreduzierung durch Verteilung sowie unterschiedlichen Schwerpunktbelastungen und nicht durch Freilagerung. Möglichkeiten der Mikrolagerung: Unterlagern von kleinen Kissen, z. B. eine halbe Stunde unter rechter Gesäßhälfte, dann unter rechter Schulter usw.

In der sitzenden Position verteilt sich 75 % des Gewichtes auf 8 % der Körperfläche. Patienten mit einem bestehenden Ulcus im Bereich des Sakrums oder der Sitzbeine sollten Sitzen vermeiden. Wenn die Möglichkeit der Druckreduzierung im Sitzen gegeben ist (z. B. Schaumstoffauflage), kann für einen begrenzten Zeitraum das Sitzen erlaubt werden (Leitlinie Dekubitusprävention **Empfehlungsgrad C**; Registered Nurses Assosiation of Ontario **Empfehlungsgrad C**; AHCPR **Empfehlungsgrad C**).[63]

Bei der Lagerung eines Patienten, der längere Zeit im Stuhl sitzt,
- ist auf die Gewichtsverteilung, die Ausrichtung der Körperhaltung und Fußstützen zu achten (AHCPR **Empfehlungsgrad C**);
- sollten nach Möglichkeit ausgebildete Fachkräfte (Krankengymnasten, Ergotherapeut) das Sitzen des Patienten beurteilen;
- sollte bei der Bestimmung der korrekten Sitzposition ebenfalls ein Krankengymnast oder ein Ergotherapeut hinzugezogen werden;
- sollte die Höhe der Sitzfläche gleich der Höhe des Unterschenkels sein;
- sollten die Fußsohlen auf der gesamten Fläche aufliegen;
- sollte ein ein bis zwei Finger breiter Abstand zwischen vorderer Sitzflächenkante und Kniekehle (sonst eingeschränkte Bewegungsmöglichkeit) vorhanden sein.

10.4.2 Hautpflege[64]

Die Hautreinigung sollte vorzugsweise mit klarem Wasser durchgeführt werden. Der Einsatz von Waschzusätzen ist nur bei starken Verschmutzungen erforderlich, da sie den Säureschutzmantel der Haut stören können. Bei der Auswahl der Substanzen sollte darauf geachtet werden, dass das Produkt für die Pflege trockener Haut geeignet ist. Eine Alternative zu Seifen sind Syndets oder Waschlotionen (enthalten Rückfetter, wodurch die Austrocknung reduziert wird). In jedem Fall ist darauf zu achten, dass die Produkte mit dem pH-Wert in einem schwach sauren Bereich liegen und keine Desinfektionsmittel enthalten (Allergiegefahr). Nach dem Einsatz von Waschzusätzen wird mit klarem Wasser nachgewaschen, um den Einfluss auf den Säureschutzmantel der Haut zu reduzieren.

Einen guten Schutz der Haut erreicht man mit W/O-Präparaten. Sie sorgen dafür, dass die Haut mit einem pflegenden Ölfilm überzogen wird und schützen auf diese Weise vor zusätzlichem Austrocknen[64], z. B. Bepanthen Lotio®.

Bei bestehender Inkontinenz ist die Anwendung von Cavilon® 3M im Bereich der Wunde hilfreich (Aufbringen der Flüssigkeit auf saubere, trockene Haut, kurz trocknen lassen). Cavilon® baut einen Schutzfilm auf, der die Haut vor der Einwirkung von Flüssigkeiten oder aggressiven Exsudaten schützt.[65] Mittlerweile ist Cavilon® auch als Hautpflegecreme erhältlich.[66] Bei Urininkontinenz ist das Anlegen eines Blasenkatheters bzw. einer suprapubischen Blasenfistel zu empfehlen.[67]

Zur Pflege der Wundumgebung ist z. B. Chiron® Hautschutzcreme geeignet. Dabei handelt es sich um ein fettfreies Produkt, so dass die Haftung von Hydrokolloiden nicht beeinträchtigt wird.

10.4.3 Ernährung[68]

Der Ernährungszustand des Patienten muss überprüft und gemessen werden. Dazu stehen unterschiedliche Mittel zur Verfügung. Die Bestimmung des Body Mass Index (BMI = Körpergewicht in kg/Körpergröße in m²) ist die gebräuchlichste. Die Messungen des Körpergewichts sollten im Idealfall zur selben Tageszeit mit derselben Waage geschehen. Die Messung des BMI ist allerdings nicht bei allen Patienten gut durchführbar und bei Kindern und sehr alten Menschen nur wenig valide. Zusätzlich zur Gewichtsmessung ist die Messung des Taillenumfangs ein guter Indikator für die intraabdominale Fettmasse.

Weiterhin kann zur Beurteilung die Nahrungsaufnahme der letzten Tage herangezogen werden. Hilfreich kann auch die Verwendung von Ernährungsscores, wie z. B. das Minimal Nutrition Assessments (MNA), sein.[69]

Wichtig: Auch bei sehr hohem Körpergewicht kann eine Mangelernährung vorliegen. Zusätzlich können Laborwerte wie Serum-Albumin, Hämoglobin oder Kalium betrachtet werden. Diese Werte sind jedoch eher Zeichen für chronische Mangelzustände, als für akute Probleme.

Der Ernährungszustand sollte in regelmäßigen Abständen (abhängig vom Zustand des Patienten, Operationen, Infektionen) an Hand eines Protokolls erfasst und dokumentiert werden. Eine Diätassistenz sollte frühzeitig hinzugezogen werden.

Die gezielte Intervention in Form von oraler Substitution (zu bevorzugen), enteraler oder parenteraler Ernährung bei einer Malnutrition kann dazu beitragen, die Wundheilungsprozesse zu optimieren (Registered Nurses Assosiation of Ontario **Empfehlungsgrad B**; AHCPR **Empfehlungsgrad B**). Sie sollte den individuellen Bedürfnissen des Patienten und den allgemeinen Therapiezielen gerecht werden.

Vorrangiges Ziel ist es, vor allem die Korrektur des Protein- oder Kalorienbedarfs durch verbesserte Qualität der Nahrungsmittel und Energiedichte zu erreichen. Bei unzureichender Verbesserung können Supplements oder Trinknahrung eingesetzt werden (European Pressure Ulcer Advisory Panel Nutritional Guidelines, **Empfehlungsgrad B**). Ist auch diese Intervention nicht ausreichend, sollten andere Applikationsformen (Ernährungssonde) in Erwägung gezogen werden.

Als Minimum sollten pro Tag 30 bis 35 kcal/kg (durchschnittlich 125 bis 145 KJ) Körpergewicht und 1 ml Flüssigkeit/Kcal aufgenommen werden. Die empfohlene tägliche Eiweißzufuhr beträgt 0,8 g/kg Körpergewicht, die empfohlene tägliche Energiezufuhr für einen Patienten über 65 Jahre beträgt 140 kJ/kg Körpergewicht.[70] In der Akutphase kann bis zu 1,5 g Eiweiß/kg Körpergewicht erforderlich sein (AHCPR **Empfehlungsgrad C**).

Eine verzögerte Wundheilung kann Zeichen eines Nährstoffdefizites sein. Neben der ausreichenden Zufuhr von Fett und Kohlehydraten sind insbesondere Eiweiß, Vitamin C (100 mg/Tag), E (11–13 mg/Tag) und A (0,8–1 mg/Tag), Selen und Zink (7–10 mg/Tag) für den Aufbau neuen Gewebes von Bedeutung (European Pressure Ulcer Advisory Panel **Empfehlungsgrad B**) [71]. Bei tiefen Hautschäden muss der erhöhte Grundumsatz und der erhöhte Flüssigkeitsbedarf bedacht werden.

Der Erfolg der Maßnahmen kann z. B. durch Gewichtszunahme, verbesserte Lebensqualität oder die Heilung bestehender Ulcera gemessen werden. Dabei muss berücksichtigt werden, dass bei mangelernährten Patienten zuerst die entleerten Körperreserven aufgefüllt werden und Erfolge zunächst nicht offensichtlich sind.

10.4.4 Schmerzen

Die Erfassung und Dokumentation von Schmerzen in Bezug auf das Ulcus oder seine Behandlung erfolgt regelmäßig (AHCPR **Empfehlungsgrad C**). Das Schmerzmanagement hat die Eliminierung oder Kontrolle der Schmerzursache (Wundauflage, Antidekubitusmatratze oder Positionsveränderungen) zur Aufgabe. Schmerzmittel sollten vor einem Verbandwechsel oder Débridement, aber auch bei chronischem Wundschmerz gereicht werden.

Alternativ zum konservativen Wundmanagement kann eine operative Sanierung des Ulcus in Form eines ausgedehnten Débridements und/oder einer plastischen Deckung[72] (Lappenplastik oder Spalthautdeckung) erfolgen.

Als adjuvante Verfahren stehen die Lasertherapie oder die Elektrostimulation zur Verfügung.

Auch die V.A.C.® -Therapie findet ihren Einsatz immer häufiger, vor allem in der Therapie des Ulcus Stadium 3 oder 4.

10.5 Phasengerechte Wundbehandlung

Tabelle 1: Phasengerechte Wundbehandlung beim Dekubital-Ulcus.

Wundstadium	Ziel Auflage/Verband	keine Exsudation (trocken)	moderate Exsudation	starke Exsudation
Infektion	**Keimreduktion**			
	Primär-Auflage	Kohle/Silber (z. B. **Actisorb®**)	Alginat (z. B. **Silvercel®**)	
	alternativ: Primär-Auflage			Hydrofaser (z. B. **Aquacel Ag®**)
	Sekundär-Verband		Hydrokolloid (z. B. **Nu-Derm®, Varihesive®**)*	Kompressen
	alternativ: Sekundär-Verband		Hydropolymer-schaum (z. B. **Tielle®**)* oder Kompressen	Kompressen
Nekrose (schwarz)	1. Ablösen der **Nekrose** 2. Rehydratation 3. Exsudat-management			
	Primär-Auflage	Hydrogel (z. B. **Nu-Gel®**) mit Alginat (z. B. **Trionic®**)	Hydrogel (z. B. **Nu-Gel®**) mit Alginat (z. B. **Trionic®**)	Alginat (z. B. **Trionic®**)
	alternativ: Primär-Auflage			Hydrofaser (z. B. **Aquacel Ag®**)
	Sekundär-Verband	Hydrokolloid (z. B. **Nu-Derm®, Varihesive®**)	Hydrokolloid (z. B. **Nu-Derm®, Varihesive®**)	Hydrokolloid (z. B. **Nu-Derm®, Varihesive®**)
	alternativ: Sekundär-Verband	Kompressen	Kompressen	Kompressen
Fibrin (gelb)	1. Ablösen der **Beläge** 2. Rehydratation 3. Exsudat-management			
	Primär-Auflage	Hydrogel (z. B. **Nu-Gel®**) mit Alginat (z. B. **Trionic®**)	Alginat (z. B. **Trionic®**)	Alginat (z. B. **Trionic®**)
	alternativ: Primär-Auflage		Hydrogel (z. B. **Nu-Gel®**) mit Alginat (z. B. **Trionic®**)	Hydrofaser (z. B. **Aquacel Ag®**)
	Sekundär-Verband	Hydrokolloid (z. B. **Nu-Derm®, Varihesive®**)	Hydropolymer-schaum (z. B **Tielle®**)	Kompressen

Wundstadium	Ziel Auflage/Verband	keine Exsudation (trocken)	moderate Exsudation	starke Exsudation
Fibrin (gelb) *(Fortsetzung)*				
	alternativ: Sekundär-Verband	Hydropolymer-schaum (z. B. **Tielle®**)	Hydrokolloid (z. B. **Nu-Derm®, Varihesive®**)	Hydrokolloid (z. B. **Nu-Derm®, Varihesive®**)NN
	alternativ: Sekundär-Verband		Hydrokolloid (z. B. **Nu-Derm®, Varihesive®**)	Hydropolymer-schaum (z. B. **Tielle®**)
Granulation (rot)	**Schutz** des Gewebes			
	Primär-Auflage	Hydrogel (z. B. **Nu-Gel®**)	Alginat (z. B. **Trionic®**)	
	alternativ: Primär-Auflage	Hydrokolloid (z. B. **Nu-Derm®, Varihesive®**)	Hydrokolloid (z. B. **Nu-Derm®, Varihesive®**)	**hierbei kein Sekundär-Verband!**
	Sekundär-Verband	Hydrokolloid (z. B. **Nu-Derm®, Varihesive®**)	Hydrokolloid (z. B. **Nu-Derm®, Varihesive®**)	
	alternativ: Sekundär-Verband	Hydropolymer-schaum (z. B. **Tielle®**)	Hydropolymer-schaum (z. B. **Tielle®**)	
Epithel (rosa)	**Schutz** des Gewebes			
	Primär-Auflage	nicht haftende Gaze (z. B. **Adaptic®**)	Hydrokolloid (z. B. **Nu-Derm®, Varihesive extra dünn®**)	
	alternativ: Primär-Auflage	Polyurethanfolie (z. B. **Tegaderm®**)		**hierbei kein Sekundär-Verband!**
	Sekundär-Verband	Kompressen		

* nur bei gleichzeitiger Antibiotikagabe
(Auszug aus der Verfahrensanweisung »Verbandwechsel bei Dekubitus« [Stand: 10/2004])

Phasengerechte Wundbehandlung:

- Wundtaschen mit einem geeigneten Material, wie Alginattamponaden (Trionic® Tamponaden) locker füllen
- Wunden im Sakralbereich sollten mit einem speziell geformten Verband versorgt werden (z. B. Tielle® sacrum)
- Bei tiefen Wunden ist darauf zu achten, dass die primäre Wundauflage mit dem Sekundärverband Kontakt hat
- Der Verband kann belassen werden, bis die Aufnahmekapazität erschöpft ist (z. B. bei Hydrokolloid: Blasenbildung)

- Bei stark exsudierenden Wunden oder bei bestehender Inkontinenz ist eine Anwendung von z. B. Cavillon® und/oder einer fettfreien Hautschutzcreme, z. B. Chiron® Hautschutzcreme, zum Schutz der Umgebungshaut zu empfehlen
- Bei trockener Wundumgebung erfolgt die Hautpflege mit W/Ö-Emulsion
- Bei bestehendem Ekzem sollte ein dermatologisches Konsil durchgeführt werden

Cave:
Bei freiliegenden vitalen Sehnen, Bändern oder Knochen dürfen keine hydrokolloiden Verbände als Primärverband (Wundauflage) eingesetzt werden.

Wundbehandlung bei Infektionen

- Bei Infektzeichen (z. B. Rötung, Schwellung, Schmerz) ist zur Unterstützung des notwendigen Débridements zunächst ein Wundabstrich durchzuführen und anschließend ein Lokalantiseptikum, z. B. Octenisept® oder Lavasept®, einzusetzen. Die Reinigung erfolgt von außen nach innen
- Als Primärauflagen sind Hydrokolloide, Hydropolymerschaum, Schaumstoffe und Hydrogelkompressen kontraindiziert
- Durch die Verwendung von silberhaltigen Wundauflagen (z. B.: Alginate oder Schaumverbände mit Silber) kann die Keimzahl reduziert werden
- Die infizierte Wunde sollte einmal täglich inspiziert werden. Die Primärwundauflage kann bis zu zwei Tagen belassen werden. Dabei sollte der Sekundärverband täglich oder bei Erschöpfung der Aufnahmekapazität gewechselt werden
- Bei systemischen Infektionszeichen (Fieber, Schüttelfrost, lokale Wundinfektion, Leukozytose) ist eine systemische Antibiotikagabe entsprechend des Bakteriogramms indiziert

11 Diabetisches Fußsyndrom (DFS)[73]

Unter einem DFS versteht man eine Infektion, Ulceration und/oder Zerstörung tiefer Gewebe am Fuß, verbunden mit neuropathischen Störungen oder peripheren arteriellen Durchblutungsstörungen unterschiedlichen Grades am Unterschenkel (WHO). Unter anderem sind Arteriosklerose und periphere Polyneuropathie kausale Faktoren des DFS. Es ist ein multifaktorelles Geschehen. Jährlich werden in Deutschland über 20.000 Amputationen vorgenommen, die nach Expertenschätzungen vermeidbar wären.

Hauptfaktoren bei einem DFS sind:
1. Gestörte Gefäßversorgung (pAVK)
2. Gestörte Innervation (Sensibilität)
3. Infektion

11.1 Gestörte Gefäßversorgung (pAVK)

Durch die periphere arterielle Verschlusskrankheit können z. B. auf dem Boden von kleinen Verletzungen Ulcerationen entstehen (DDG **Härtegrad A**).

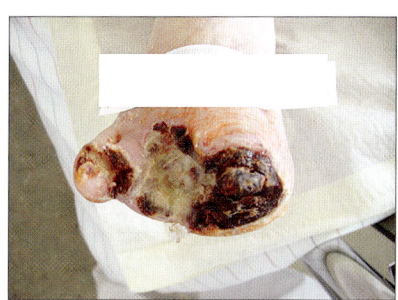

Ein weiteres Phänomen, das bei Patienten mit Diabetes zu beobachten ist, ist die Mediasklerose (Kalzifizierung der Tunica media). Sie kann falsch hohe Dopplerdruckwerte verursachen, führt aber nicht zwangsläufig zu einer Minderdurchblutung.

Abb. 14: Typische Lokalisation: Zehen und Ferse.

Klinik:

Blässe, Kälte, fehlende Pulse, trockene Nekrosen, Schmerzen (sind bei gleichzeitig bestehender sensibler Neuropathie häufig nicht vorhanden), livide atrophe Haut und Verlust von Hautanhangsgebilden

Diagnostik:

1. Inspektion des Fußes (Hautfarbe, Temperatur, kapiläre Füllung, Ödeme)
2. Palpation der Fußpulse (A. tibialis posterior, A. dorsalis pedis; bei fehlenden Pulsen A. poplitea und A. femoralis). Tastbare Fußpulse schließen eine bestehende pAVK nicht aus[74]
3. Doppleruntersuchung mit Verschlussmessung (Knöchel-Arm-Druckindex, BPI = systolischer Knöcheldruck dividiert durch systolischen Blutdruck über der A. radialis; <0,9 zeigt eine AVK an[75])
4. Transkutane Sauerstoffmessung
5. Duplexsonografie
6. Intraarterielle Subtraktionsangiografie (i. a. DSA)

11.2   Gestörte Innervation (Diabetische Neuropathie)

Infolge Diabetes mellitus treten klinisch manifeste Erkrankungen peripherer Nerven auf. Ist das sensorische System betroffen, nimmt der Patient Schädigungen oder Traumata nicht mehr adäquat wahr. Es kommt zur Ulcusbildung (DDG **Härtegrad A**).

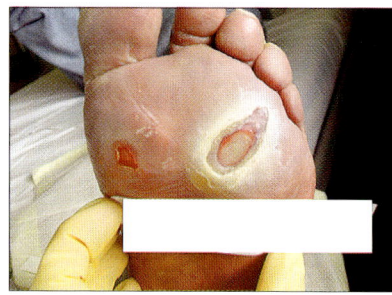

Abb. 15: Typische Lokalisation: Druckexponierte Stellen wie Groß- und Kleinzehballen.

Die erhöhte Hornhautbildung durch Fehlbelastung oder sich immer wiederholende Traumata können außerdem die Bildung eines Ulcus verursachen. Durch motorische Neuropathien entstehen Flexionsdeformitäten und falsche Bewegungsmuster, was eine erhöhte Druckeinwirkung auf bestimmte Bereiche zur Folge hat. Trockene und rissige Haut hat ihre Ursache in der Störung des autonomen Nervensystems.

Weitere Folgen der Neuropathien können z. B. arterio-venöse Shunts oder eingeschränkte Beweglichkeit der Gelenke sein.

Klinik:

- Fehlende Sinnesfunktionen: keine Wahrnehmung von Temperatur, Berührung, Druck, Lage und Vibration möglich
- Hypanalgesie, Analgesie
- Parästhesien, Hyperästhesien, brennende stechende Schmerzen
- Hyperkeratosen
- Warmer, trockener Fuß mit prominenter Venenfüllung
- Typische Fußdeformitäten

Diagnostik:

1. Inspektion und Palpation der Füße hinsichtlich Hautstatus (DDG **Härtegrad A**)[76]
2. Gangbild, bestehende Deformitäten
3. Eigenreflexe (z. B. Achillessehnenreflex zur Erfassung der Tiefensensibilität[77])
4. Schmerzempfinden kann mit einem einfachen halbspitzen Gegenstand (Pinzette), der keine Verletzung verursachen sollte, geprüft werden
5. Erfassung der Vibrationsempfindlichkeit (Stimmgabeluntersuchung und Biothesiometrie)[78]:
   - Die Stimmgabel wird mit konstantem Druck auf einen knöchernen Teil, dorsalseitig, am distalen Glied der Großzehe aufgesetzt
   - Vorgehen wird zweimal wiederholt
   - Wird Vibration nicht gespürt, erfolgt eine weitere Testung am Fußknöchel oder Schienbein
6. Erfassung der Druckwahrnehmung (Semmes-Weinstein Monofilament) (DDG **Härtegrad A**)

Aufdrücken des Filamentes für ca. zwei Sekunden auf die Haut:
- in drei verschiedenen Bereichen
- erfragen, ob und wo Patient Druck spürt
- Vorgehen zweimal in der gleichen Region wiederholen
7. Erfassung der Temperaturdiskreminierung (Tip-Therm)

11.3 Infektion

Diabetische Patienten haben ein erhöhtes Infektionsrisiko. Zum einen wegen ihres individuell verschlechterten Immunsystems; zum anderen durch eine häufige Besiedelung der Ulcera mit speziellen Keimen, wie z. B. Staphylokokkus aureus (Bildung eines Biofilms). Durch nicht beherrschbare schwere Infektionen ist der Erhalt einer Extremität gefährdet. Die Ausprägung der einzelnen Entzündungszeichen kann reduziert sein.

Klinik:

- Schwellung
- Rötung
- Überwärmung
- Entleerung von Eiter

Diagnostik:

1. Tiefer mikrobiologischer Wundabstrich (oberflächliche Abstriche haben keine genaue Aussagekraft)
2. Tiefe Gewebeproben (DDG **Härtegrad B**)
3. Mikrobiologische Untersuchung von Blutkulturen bei schweren Infektionen mit systemischen Infektionszeichen[79]
4. Probeentnahme vom Knochen (bei Verdacht auf Osteomyelitis)
5. MRT (bei Verdacht auf Osteomyelitis)

Alle Untersuchungen und Erfassungen einer sensomotorischen Neuropathie und die Erfassung des vasculären Status sind stets bilateral durchzuführen (DDG **Härtegrad A**; Registered Nurses Assosiation of Ontario **Evidenzklasse II-IV**[80])

Die allgemeine Anamnese umfasst (Registered Nurses Assosiation of Ontario **Evidenzklasse I-IV**)[81]:
- Grundkrankheiten, Operationen, Traumata
- Bisherige Therapie des Diabetes
- Allergien
- Medikamente
- Schmerzen
- Familiäre Anamnese
- Lebensgewohnheiten
- Auf das Ulcus bezogen: Erfassung der Ulcusentstehung (Trauma, Schuhwerk), Entstehungszeitraum, bisherige Behandlung und deren Erfolg

- Dokumentation und Beschreibung des Ulcus: Lokalisation, Länge, Breite, Tiefe, Klassifikation, Wundgrund, Exsudation, Geruch und Wundumgebung (Registered Nurses Assosiation of Ontario **Evidenzklasse I–IV**)[82]

Stadieneinteilung:

Die gebräuchliche Klassifikation nach *Wagner* und die gleichzeitige Beurteilung von Infektion und Ischämie (*Armstrong*-Klassifikation) sind ideal (DDG **Härtegrad A**).[83]

Stadieneinteilung nach *Wagner*[84]:

- Stadium 0: Risikofuß, keine oder abgeheilte Läsionen
- Stadium 1: oberflächliche Läsionen
- Stadium 2: bis zur Ebene der Gelenkkapsel oder Sehne
- Stadium 3: bis zur Ebene Knochen oder Gelenk
- Stadium 4: mit Nekrosen von Fußteilen
- Stadium 5: Nekrose des gesamten Fußes

Stadien nach Armstrong:

- A: keine Ischämie, keine Infektion
- B: Infektion
- C: Ischämie
- D: Infektion und Ischämie

11.4 Allgemeine Behandlungsprinzipien

Die effektive Versorgung setzt eine enge Zusammenarbeit zwischen den einzelnen beteiligten Berufsgruppen (Medizinern, qualifizierten Pflegepersonen, Ernährungsassistenten, Podologen, Orthopädieschuhmachern) und dem Patienten voraus (*National Institute for Clinical Excellence* [National Health Service] **Empfehlungsgrad D**; Registered Nurses Assosiation of Ontario **Evidenzklasse IV**).[85] Die Entstehungsursache für ein Ulcus muss evaluiert werden und eine Rezidivprophylaxe folgen (Patienten empfehlen, Ulcus-verursachendes Schuhwerk zu entsorgen!).

Die Bestimmung des HbA$_{1C}$-Wertes zu Beginn der Behandlung sowie regelmäßige Kontrollen des BZ-Wertes nach Anordnung des Arztes dienen der Überprüfung der eingeleiteten Stoffwechseloptimierung.

Die Schulung des Patienten hat einen hohen Stellenwert in Bezug auf Selbstpflege, Prävention und Reduzierung von Komplikationen (Registered Nurses Assosiation of Ontario **Evidenzklasse IV**).[86] Die Schulungen basieren u. a. auf der Identifikation der individuellen Bedürfnisse, der Risikofaktoren und der Ressourcen.

Neu aufgetretene Ulcerationen müssen unverzüglich unter Einbeziehung von Podologen, Orthopädiemeistern, qualifizierten Pflegepersonen, Diabetologen usw. untersucht werden (National Health Service **Empfehlungsgrad D**).

Das Monitoring der Wunde erfolgt engmaschig (National Health Service **Empfehlungsgrad D**).

Die systemischen, lokalen und extrinsischen Faktoren, die die Wundheilung unterstützen, müssen erfasst und gefördert werden. Der Therapieplan umfasst folgende Punkte (DDG **Härtegrad A**) [87] und muss in regelmäßigen Abständen evaluiert werden:

- Vorsichtiges Débridement avitaler Gewebeanteile
- Infektionskontrolle
- Druckentlastung
- Lokale Wundbehandlung
- Erfassung und Therapie der bestehenden Schmerzen
- Sicherstellung einer ausreichenden Perfusion des Gewebes
- Stoffwechseloptimierung (normoglykämisch oder normnahe Blutzuckereinstellung) und Beseitigen von Ernährungsdefiziten
- Ausschaltung oder Therapie von Risikofaktoren (z. B. Nikotinabusus, Hypertonie, Hyperlipidämie)

Die lokale Therapie legt ihren Schwerpunkt auf das Débridement, die Infektionskontrolle sowie das Exsudatmanagement.

Um die Wundheilung zu unterstützen, sollten nekrotische Gewebeanteile entfernt werden. Dabei ist zunächst das vorsichtige chirurgische Vorgehen sinnvoll (DDG **Härtegrad A**).[88] Weitere Möglichkeiten sind das autolytische oder biochirurgische Débridement. Sind Amputationen erforderlich, so sollten diese möglichst weit distal durchgeführt werden (DDG **Härtegrad A**).[89]

Schwer wiegende Infektionszeichen wie Schmerzen, Schwellung, Erythem, Vergrößerung der Wunde oder systemische Infektzeichen bedürfen einer unmittelbaren Behandlung, um Komplikationen (Amputation, Sepsis) zu vermeiden.

Der Schweregrad der Infektion ist ausschlaggebend für die Wahl der antibiotischen Therapie. Bei schweren Infektionen ist die parenterale Applikation sinnvoll, um einen schnellen Wirkspiegel zu erreichen. Die Therapie kann ein bis zwei Wochen, bei bestehender Osteomyelitis sogar bis zu vier Wochen und länger dauern. Auch bei nicht heilenden Ulcerationen mit Zeichen einer Infektion ist eine systemische Antibiotikatherapie indiziert (National Health Service **Empfehlungsgrad C**).[90] Zusätzlich müssen alle anderen Maßnahmen wie Revaskularisierung, lokale Therapie durchgeführt werden.

Zur lokalen Therapie werden je nach Wundheilungsstadium und Exsudationsmenge Produkte der feuchten Wundbehandlung genutzt (siehe Kapitel 14, Produktinformationen).[91] Es gibt keinen wissenschaftlichen Nachweis, dass ein bestimmtes Produkt zu bevorzugen sei.[92] Ohne adäquate Behandlung bestehender Risikofaktoren und der Grunderkrankung sind moderne Wundauflagen nicht sinnvoll.[93]

Immer häufiger wird auch im Bereich der lokalen Therapie mit guten Erfolgen die V.A.C.®-Therapie eingesetzt. Weiterhin sind die Verwendung von Elektrostimulation, hyperbarer Sauerstofftherapie, Wachstumsfaktoren oder Keratinozytenkonzentraten möglich.[94]

Es liegen derzeit jedoch noch keine ausreichenden klinischen Studien vor.

11.4.1 Druckentlastung

Vor allem beim überwiegend neuropathischen Ulcus ist eine konsequente Druckentlastung für den Therapieerfolg von großer Bedeutung (Registered Nurses Assosiation of Ontario **Evidenzklasse II**).[95] Bei einer Infektion hat der Patient initial Bettruhe einzuhalten, um eine weitere Druckbelastung und somit eine Ausweitung des Infektes zu verhindern. Nach erfolgreicher Behandlung kann die Bettruhe später gelockert werden, z. B. Mobilisation in einem Rollstuhl oder mit Gehhilfen, Anpassung eines Entlastungsschuhes (DDG **Härtegrad B**)[96] oder Interem-Orthese (durch Orthopädietechniker). Bei sehr ausgeprägten Fußdeformitäten kann eine Entlastungsorthese notwendig sein. Spezielle Techniken wie z. B. der Voll-Kontaktgips oder Scotchcast Boots sind effektiv, müssen jedoch korrekt angefertigt und engmaschig (1–2 x/Schicht) überwacht werden (DDG **Härtegrad A**).[97]

11.4.2 Ernährung

Die Ernährung soll gesund, ausgewogen und bedarfsgerecht sein. Da 60 bis 80 % aller Typ-2-Diabetiker übergewichtig sind, steht die Normalisierung des Körpergewichts an erster Stelle. Ermittelt werden soll der Energiebedarf aufgrund des Sollgewichts und der körperlichen Aktivität. Der Energiebedarf wird mit 55 % Kohlenhydraten, 30 % Fett und 15 % Eiweiß auf bis zu sieben kleinere Mahlzeiten pro Tag verteilt (möglichst oft Obst, Salat und Gemüse unter Berücksichtigung des Kohlenhydratanteils).[98]

11.4.3 Hautpflege

Trockene und rissige Haut sollte mit W/Ö-Emulsion oder Cremes versorgt werden. Die Zehenzwischenräume werden dabei ausgelassen.

Die Entfernung von Hyperkeratosen dient unmittelbar der Prophylaxe. Zur Verminderung von Hyperkeratosen kann Callusan® Creme oder Schaum oder je nach Arztanordnung 5 bis 10 % Salicylvaseline verwendet werden.

Chemische Substanzen oder Pflaster zur Entfernung von Hühneraugen sollten nicht angewendet werden.

Oberste Priorität hat die sorgsame Haut- und Fußpflege ohne schneidende Werkzeuge, am besten durch einen Podologen.

11.5 Komplikationen des DFS

Die Neuro-Osteoarthopathie (Charcot-Fuß) ist die schwerwiegendste Komplikation bei einem Patienten mit DFS. Die Therapie dieser Erkrankung ist die vollständige Druckentlastung durch Bettruhe, Rollstuhl oder Orthesen für acht bis zwölf Wochen. Auch operative Eingriffe (Versorgung von Pseudarthrosen) werden durchgeführt. Diese Patienten bedürfen einer intensiven und dauerhaften Nachbetreuung.

11.6 Prävention

Als Teil der weiterführenden Pflege sollte der Patient mindestens einmal jährlich erneut untersucht werden. Um bestehende Risikofaktoren aufzudecken, erfolgt dabei eine Fußinspektion durch das Fachpersonal (National Health Service **Empfehlungsgrad A**).

Die Untersuchung beinhaltet folgende Schwerpunkte (National Health Service **Empfehlungsgrad A**):
• Erfassung der Sensibilität, z. B. durch das Semmes-Weinstein-Monofilament
• Palpation der Fußpulse
• Erfassung vorhandener Fußdeformitäten
• Inspektion der Schuhe

Die Patienten können in unterschiedliche Risikogruppen eingeteilt werden (National Health Service **Empfehlungsgrad C**):

Kategorie 0	Geringes Risiko: normale Sensibilität und palpable Fußpulse
Kategorie 1	Erhöhtes Risiko: Neuropathie **oder** fehlende Fußpulse **oder** andere bestehende Risikofaktoren
Kategorie 2	Hohes Risiko: Neuropathien **oder** fehlende Fußpulse **und** Fußdeformitäten **oder** Hautveränderungen **oder** vorangegangene Fußulcera
Kategorie 3	Bestehendes Fußulcus

Pflege von Patienten mit geringem Risiko (National Health Service **Empfehlungsgrad B**):
• Jährliche Untersuchung der Füße
• Schulung und regelmäßige Weiterbildung des Patienten in Bezug auf Selbstpflege und Prävention

Pflege von Patienten mit erhöhtem Risiko (National Health Service **Empfehlungsgrad D**):
• Regelmäßige (alle drei bis sechs Monate) Untersuchung des Patienten durch Fußspezialisten wie z. B. Ärzte, Podologen, Orthopädiemeister

Pflege von Patienten mit hohem Risiko (National Health Service **Empfehlungsgrad A**):
• Regelmäßige (alle ein bis drei Monate) Untersuchung des Patienten durch Fußspezialisten wie z. B. Ärzte, Podologen, Orthopädiemeister

Pflege von Patienten mit bestehendem Ulcus: (Siehe oben)

Tabelle 2: Internationaler Consensus diabetischer Fuß.

Kategorie	Risikoprofil	Untersuchungen
0	Keine sensorische Neuropathie	1x jährlich
1	Sensorische Neuropathie	1x alle sechs Monate
2	Sensorische Neuropathie und Zeichen einer peripheren arteriellen Verschlusskrankheit und/oder Fußdeformität	1x alle drei Monate
3	Früheres Ulcus	1x alle ein bis drei Monate

11.7 Hinweise und Anmerkungen für die Patienten zur Rehabilitation und Prävention

- Die konsequente Druckentlastung durch Verband oder Verbandsschuh (ggf. mit Spezialeinlage) ist für die Erreichung eines vollständigen Wundschlusses notwendig
- Fußbäder sind kontraindiziert, da sie Verletzungen (mangelndes Temperaturempfinden) oder Hautmazerationen verursachen können
- BZ-Werte sollten normglykämisch oder normnah sein
- Regelmäßige Gewichtskontrolle
- Tägliche Inspektion der Füße und Abtasten der Schuhinnenseite
- Wenn der Patient nicht in der Lage ist, seine Füße selbst zu inspizieren, sollte eine andere Person die Kontrolle übernehmen. Regelmäßige Kontrolle (1 x pro Monat) und Inspektion der Füße durch medizinisches Fachpersonal (Krankenpflege, Podologe, Arzt)
- Gut passendes, nicht einengendes Schuhwerk wählen (orthopädische Schuhe)
- Ein orthopädischer Schuhmacher sollte die Füße und das Schuhwerk des Patienten alle drei Monate auf Druckstellen kontrollieren
- Vermitteln von Erkennungszeichen und Symptomen einer Infektion (z. B. Fieber, lokale Veränderungen der Wunde)
- Regelmäßiges Waschen der Füße und sorgfältiges Trocknen besonders der Zehenzwischenräumen
- Extreme Temperaturen vermeiden (nur körperwarme Fußbäder, keine Saunagänge)
- Saubere, gut sitzende Strümpfe (täglich wechseln, Nähte an der Außenseite oder vorzugsweise keine Nähte)
- Nicht barfuß laufen

11.8 Phasengerechte Wundbehandlung

Phasengerechte Wundbehandlung:

- Wundtaschen locker mit einem geeigneten Material wie Alginattamponaden (Trionic® Tamponaden) füllen
- Bei tiefen Wunden ist darauf zu achten, dass die primäre Wundauflage mit dem Sekundärverband Kontakt hat
- Hypoallergene Produkte (z. B. Produkte ohne Kleberand) oder Pflegemittel auswählen
- Der Verband kann belassen werden, bis die Aufnahmekapazität erschöpft ist (z. B. bei Hydrokolloid: Blasenbildung)
- Bei trockener Wundumgebung erfolgt die Hautpflege mit W/Ö-Emulsion
- Bei bestehendem Ekzem sollte ein dermatologisches Konsil durchgeführt werden
- Zur Reduzierung der Hyperkeratosen kann je nach Arztanordnung eine 5 bis 10 % Salicylvaseline eingesetzt werden
- Auf konstante Druckentlastung achten (adäquate Schuhversorgung)

Cave:
Bei freiliegenden vitalen Sehnen, Bändern oder Knochen dürfen keine hydrokolloiden Verbände als Primärverband (Wundauflage) eingesetzt werden.

Tabelle 3: Phasengerechte Wundbehandlung beim diabetischen Fußsyndrom.

Wundstadium	Ziel Auflage/Verband	keine Exsudation (trocken)	moderate Exsudation	starke Exsudation
Infektion	**Keimreduktion**			
	Primär-Auflage		Kohle/Silber (z. B. **Actisorb®**)	Alginat (z. B. **Silvercel®**)
	alternativ: Primär-Auflage		Alginat (z. B. **Silvercel®**)	Hydrofaser (z. B. **Aquacel Ag®**)
	Sekundär-Verband		Kompressen	Kompressen
	alternativ: Sekundär-Verband		Hydropolymer-schaum (z. B. **Tielle®**)* oder Kompressen	Kompressen
Nekrose (schwarz)	1. Ablösen der **Nekrose** 2. Rehydratation 3. Exsudat-management			
	Primär-Auflage	Kompressen	Alginat (z. B. **Trionic®**)	Alginat (z. B. **Trionic®**)
	alternativ: Primär-Auflage			Hydrofaser (z. B. **Aquacel Ag®**)
	Sekundär-Verband		Hydropolymer-schaum (z. B **Tielle®**)	Kompressen
	alternativ: Sekundär-Verband		Kompressen	
Fibrin (gelb)	1. Ablösen der **Beläge** 2. Rehydratation 3. Exsudat-management			
	Primär-Auflage	Hydrogel (z. B. **Nu-Gel®**) mit *nicht haftender Gaze* (z. B. **Adaptic®**)	Alginat (z. B. **Trionic®**)	Alginat (z. B. **Trionic®**)
	Alternative 1: Primär-Auflage		Hydrogel (z. B. **Nu-Gel®**) mit Alginat (z. B. **Trionic®**)	Hydrofaser (z. B. **Aquacel Ag®**)
	Sekundär-Verband	Hydrokolloid (z. B. **Nu-Derm®**, **Varihesive®**)	Hydropolymer-schaum (z. B **Tielle®**)	Kompressen
	Alternative 1: Sekundär-Verband		Kompressen	

►►

Wundstadium	Ziel Auflage/Verband	keine Exsudation (trocken)	moderate Exsudation	starke Exsudation
Granulation (rot)	**Schutz** des Gewebes			
	Primär-Auflage	Hydrogel (z. B. **Nu-Gel®**) mit nicht haftender Gaze (z. B. **Adaptic®**)	Schaumstoff (z. B. **Mepilex®/ Allevyn®**)	**hierbei kein Sekundär-Verband!**
	alternativ: Primär-Auflage	Hydrokolloid (z. B. **Nu-Derm®, Varihesive®**)	Hydrokolloid (z.B. **Nu-Derm®, Varihesive®**)	**hierbei kein Sekundär-Verband!**
	Sekundär-Verband	Kompressen		
Epithel (rosa)	**Schutz** des Gewebes			
	Primär-Auflage	nicht haftende Gaze (z. B. **Adaptic®**)	Hydrokolloid (z. B. **Nu-Derm®, Varihesive extra dünn®**)	**hierbei kein Sekundär-Verband!**
	alternativ: Primär-Auflage	Polyurethanfolie (z. B. **Tegaderm®**)		**hierbei kein Sekundär-Verband!**
	Sekundär-Verband	Kompressen		

* nur bei gleichzeitiger Antibiotikagabe

Tabelle 3 ist ein Auszug aus der Verfahrensanweisung »Verbandwechsel bei Ulcus cruris« (Stand: 10/2004).

Wundbehandlung bei Infektionen:

- Bei Infektzeichen (z. B. Rötung, Schwellung, Schmerz) ist zur Unterstützung des notwendigen Débridements zunächst ein Wundabstrich durchzuführen und anschließend ein Lokalantiseptikum, z. B. Octenisept® oder Lavasept®, einzusetzen. Die Reinigung erfolgt von außen nach innen
- Als Primärauflagen sind Hydrokolloide, Hydropolymerschaum, Schaumstoffe und Hydrogelkompressen kontraindiziert
- Durch die Verwendung von silberhaltigen Wundauflagen (z. B. Alginate oder Schaumverbände mit Silber) kann die Keimzahl reduziert werden
- Die infizierte Wunde sollte einmal täglich inspiziert werden. Die Primärwundauflage kann bis zu zwei Tagen belassen werden. Dabei sollte der Sekundärverband täglich oder bei Erschöpfung der Aufnahmekapazität gewechselt werden
- Bei systemischen Infektionszeichen (Fieber, Schüttelfrost, lokale Wundinfektion, Leukozytose) ist eine systemische Antibiotikagabe entsprechend des Bakteriogramms indiziert

12 Ulcus cruris

In 80 % der Fälle entsteht ein Ulcus auf dem Boden einer venösen Hypertonie. Etwa 15 % sind auf eine arterielle Minderversorgung und 5 % auf spezifische Hauterkrankungen zurückzuführen. Auch Mischformen sind möglich und müssen bei der Diagnostik und Behandlung berücksichtigt werden.[99] Mischformen haben komplexe Ursachen und erfordern eine komplexe Behandlung. Die exakte Diagnosestellung ist für die weitere Therapie unerlässlich, um eine falsche Behandlungsmethode und somit eine verzögerte Wundheilung zu verhindern (New Zealand Guideline Group (NZGG) **Empfehlungsgrad C**).[100]

12.1 Ulcus cruris venosum

Unter einem Ulcus cruris venosum versteht man einen Substanzdefekt in pathologisch verändertem Gewebe infolge einer chronisch venösen Insuffizienz (CVI).[101] Es ist ein tiefer, bis ins Korium bzw. in die Subcutis reichender Substanzdefekt der vorgeschädigten Haut mit schlechter Heilungstendez. [102]

Das Ulcus cruris venosum ist mit 57 bis 80 % aller vorkommenden chronischen Wunden die häufigste Ursache für eine gestörte Wundheilung.[103] In der Bundesrepublik leiden 25 bis 50 % der Menschen an leichten phlebologischen Veränderungen und zwischen 5 bis 15 % an einer schweren Varicosis. Im Alter steigt die Prävalenzrate stark an. Nach neuesten Studien beträgt sie ab dem 80. Lebensjahr zwischen 8,7 bis 33,8 Fälle pro 1.000 Einwohner.[104] Bei ca. 50 % der Patienten besteht das Ulcus bereits ein Jahr, bei 20 % zwei Jahre und bei 8 % mindestens fünf Jahre. Die Rezidivrate liegt bei 60 bis 90 %.[105]

12.1.1 Ursachen

- Postthrombotisches Syndrom: Aufgrund von Thrombosen liegen Verschlüsse im Venensystem vor und/oder Venenklappen sind zerstört (sekundäre Varikosis)
- Insuffizienz des tiefen Venensystems (primäre Klappendefekte)
- Primäre Varicosis: defekte Venenklappen im oberflächlichen oder transfascialen Venensystem. Daraus resultiert ein Rückstrom aus dem tiefen Venensystem in das oberflächliche, was wiederum zu einem Rückstau mit erhöhter Druckbelastung führt

12.1.2 Pathogenese

Der hohe venöse Druck verursacht einen verminderten Kapillarfluss. Makromoleküle (vor allem Fibrin) diffundieren in das Kapillarumfeld. Um das Kapillargefäß bildet sich ein Fibrinpfropf. Entzündungszellen wandern ins Gewebe ein und setzen Proteasen und inflammatorische Mediatoren frei. Die Versorgung des Gewebes mit Nährstoffen und Sauerstoff wird behindert und es entstehen Schädigungen der Haut bis hin zur Nekrose.

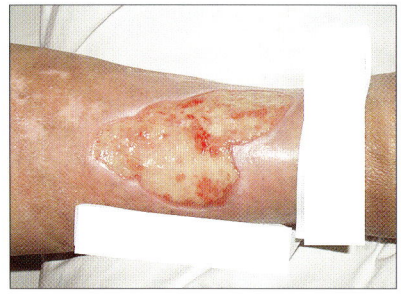

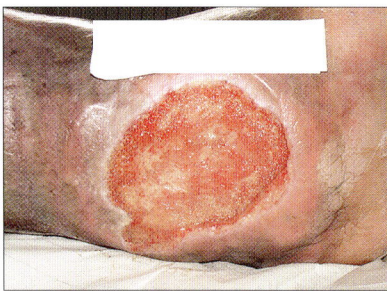

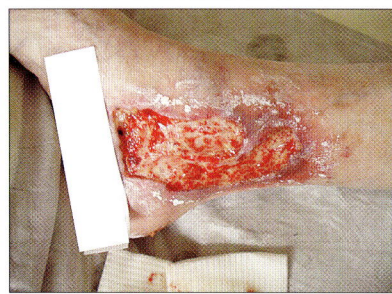

Abb. 16: Typische Lokalisation: distaler Unterschenkel, medial oder lateral.

1. Corona phlebectatica paraplantaris (Besenreiser) mit Ödem
2. Braune Hyperpigmentierung, Fibrosierung, Unterschenkelödem
3. a) bestehendes oder b) abgeheiltes Ulcus

Klinische Schweregrade der chronisch venösen Insuffizienz, CEAP-Klassifikation:

CO → Keine sichtbaren und tastbaren venösen Veränderungen

C1 → Teleangiektasien und retikuläre Venen

C2 → Varizen

C3 → Ödem, bedingt durch venöse Insuffizienz

C4 → Hautveränderungen, bedingt durch venöse Insuffizienz (Pigment, Ekzem, Atrophie blanche, Dermatoliposklerose)

C5 → Abgeheiltes venöses Ulcus

C6 → Aktives venöses Ulcus

12.2 Ulcus cruris arteriosum

Das Ulcus cruris arteriosum ist ein Ulcus der unteren Extremitäten aufgrund einer Minderversorgung des Gewebes mit Sauerstoff und Nährstoffen.

12.2.1 Ursachen

Ursachen für Gefäßverschlüsse können neben der Arteriosklerose z. B. auch arterielle Embolien oder Thrombosen in arteriellen Aneurysmen sein. Sie führen zu einer Minderversorgung des Gewebes durch Stenosen oder Verschlüsse der Arterien.

12.2.2 Pathogenese

Durch Läsionen und Umbauprozesse der Intima und Veränderungen der Media in der Gefäßwand kommt es zu Lumeneinengungen bis hin zum vollständigen Verschluss des betroffenen Gefäßes. Daraus resultiert eine Mangeldurchblutung in Abhängigkeit vom Stenosegrad und der vorhandenen Ausbildung von Kollateralkreisläufen. Häufig entstehen Ulcerationen durch Druck oder durch Bagatellverletzungen.

Weitere Ursachen sind arterielle Gefäßerkrankungen wie z. B. Morbus Raynaud oder Vaskulitis.

Klassifikation der arteriellen Verschlusskrankheit (pAVK) nach *Fontaine*:

Stadium 1: Beschwerdefreiheit bei nachgewiesener Stenose oder fehlenden Fußpulsen

Stadium 2: Belastungsschmerz (Claudicatio intermittens)

Stadium 2a: Gehstrecke über 200 m

Stadium 2b: Gehstrecke unter 200 m

Stadium 3: Ischämischer Ruheschmerz ohne Gewebsdefekt

Stadium 4: Nekrose, Gangrän, Ruheschmerz

Risikofaktoren für die Entstehung einer pAVK:

- Nikotinabusus
- Hypertonus
- Stoffwechselstörungen
- Hohes Alter
- Vererbung
- Adipositas

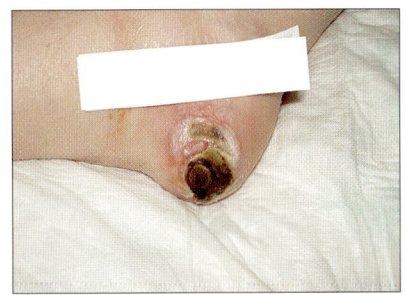
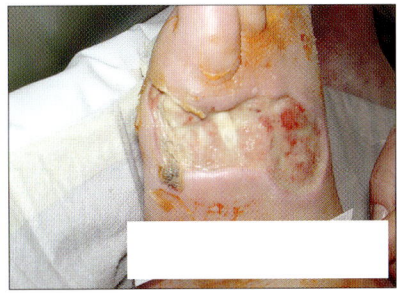

Abb. 17: Typische Lokalisationen: Zehen und Fuß.

12.2.3 Symptome und Diagnostik[106]

Diagnostik:

- Anamnese (Risikofaktoren, Grunderkrankungen, familiäre Belastung, vaskuläre Risiken oder Vorerkrankungen, Lebensgewohnheiten, Ernährungsstatus, Operationen, Traumata, Medikamenteneinnahme, Alkohol-/Tabakkonsum, Art des Auftretens und der Entwicklung des Ulcus, lokale oder systemische Vorbehandlung, Allergien, Überprüfung des Tetanusimpfschutzes [AWMF Leitlinien: Leitlinie der Gesellschaft für Phlebologie: Diagnostik und Therapie des Ulcus cruris venosum, **Empfehlungsgrad A**])
- Inspektion beider unterer Extremitäten[107] (Hautfarbe, Hautanhangsgebilde, Lokalisation und Form der Ulcera, Ödembildung, orthopädische Auffälligkeiten)
- Inspektion des Ulcus: Lokalisation, Größe, Tiefe, Geruch, Beschaffenheit des Wundgrundes, Unterminierung des umliegenden Gewebes, Quantität und Qualität des Wundsekrets, Schmerzen, Infektion, Wundumgebung und nach Möglichkeit digitale Fotodokumentation (AWMF **Empfehlungsgrad B**)
- Ganzkörperuntersuchung mit Fokus auf neurologischen Status und orthopädische Untersuchung
- Beschwerden/Schmerzen
- Erhebung des arteriellen Status beider Beine (Registered Nurses Assosiation of Ontario **Empfehlungsgrad C**)[108]:
  1. Temperatur der Extremität
  2. Messung der Fußpulse; das reine Tasten der Fußpulse ist nicht ausreichend, um eine pAVK auszuschließen (NZGG **Empfehlungsgrad C**) [109]
  3. Brachiopedalindex (BPI Index) (BPI 1,0 ist normal; BPI unter 0,8 → Verdacht auf pAVK; BPI unter 0,6 → Konsil in der Gefäßchirurgie). Der Messwert des BPI ist

Tabelle 4: (NZGG Empfehlungsgrad C).

Klinisches Erscheinungsbild	Arterielles Ulcus	Venöses Ulcus
Lokalisation	Zehen und Fuß	distaler Unterschenkel oder Malleolus, medial oder lateral
Wundgrund	blass und trocken, ggf. gelblich belegt oder schwarz (Nekrose/Gangrän)	rötlich oder gelblich, weiß belegt feucht
Wundrand	ausgestanzte Form	unregelmäßig
Exsudation	gering	moderat bis stark
Wundumgebung	dünne, blasse Haut	Hautfarbe von lila bis zu rostrot schwankend, Varikosis oder Ekzem, Lipodermatosklerose
Pulse	keine Fußpulse tastbar	Fußpulse vorhanden (evtl. durch Ödeme eingeschränkt tastbar)
Weitere Befunde	• kein Ödem • kalte Extremität • haarlos • Haut-, Nagel- und Muskelatrophie	• Ödem • warme Extremität • behaart
Schmerzen	stark, Besserung durch Tieflagerung	mittel, Besserung durch Hochlagern der Extremität

bei Patienten mit Diabetes nicht immer aussagekräftig, da eine Mediasklerose zu erhöhten Werten führen kann (>1,2 BPI) (Registered Nurses Assosiation of Ontario **Empfehlungsgrad A**; NZGG **Empfehlungsgrad A**).[110] Routinemäßig erfolgt alle sechs Monate eine Überprüfung des BPI und der angewendeten Kompressionstherapie (Registered Nurses Assosiation of Ontario **Empfehlungsgrad C**)

4. Testung der Kapillarfüllung
5. Duplexsonografie
6. Pulsoximetrie, transkutane Sauerstoffmessung (wenn bestehendes Ulcus nicht heilt und der BPI unter 0,9 liegt; Wundheilungsstörungen können bei einem $TcPO_2$ unter 40 mmHg beobachtet werden [Wound, Ostomy and Continence Nurses Society **Empfehlungsgrad A**])[111]

• Angiografie
• Erhebung des venösen Status beider Beine (Registered Nurses Assosiation of Ontario **Empfehlungsgrad C**):
1. Temperatur der Extremität
2. Dopplersonografie

3. Farbduplex-Sonografie
4. Phlebografie (zur Feststellung der Operationsindikation)
5. Phlebodynamometrie
6. Venen-Verschluss-Plethysmografie (VVP)
- Erhebung des Allgemeinstatus (latente oder manifeste Rechtsherzinsuffizienz)
- Laborparameter wie z. B. Blutzucker, Blutbild, Albumin, Eisen, CRP, thrombophile Marker[112]

Differentialdiagnostik:

- Vaskulitiden
- Diabetisches Fußsyndrom
- Bluterkrankungen (Sichelzellanämie, Kugelzellanämie)
- Ekthyme oder Erysipele
- Traumatische Ereignisse (physikalische, chemische oder thermische Schäden)
- Neoplastische Erkrankungen (irreguläre noduläre Ulcusoberfläche, rapide Vergrößerung des Ulcus, wallartige Wundränder, Therapieresistenz). Die Ursache einer Ulceration kann auch malignen Ursprungs sein. (NZGG **Empfehlungsgrad B**, AWMF **Empfehlungsgrad A**)[113] und muss histologisch abgeklärt werden.

12.3 Therapie des Ulcus cruris venosum

Zu Beginn der Therapie wird ein Behandlungsplan erstellt. Er beinhaltet u. a. die Festlegung und Durchführung der
- Kompressionstherapie,
- Wundbehandlung,
- Physiotherapie,
- Schmerztherapie und
- Ernährung.

Um ein möglichst gutes Ergebnis zu erzielen, sollte der Patient aktiv in die Planung der Maßnahmen miteinbezogen und geschult werden (Registered Nurses Assosiation of Ontario **Empfehlungsgrad C**).

Wundheilungsstörende Faktoren, wie z. B. Ernährungsstatus, Grunderkrankung, Auswirkung von Medikamenten, müssen erkannt und therapiert werden.

12.3.1 Lokale Therapie

Ein Monitoring und eine Fotodokumentation der Wunde sollte, wie zu Beginn der Behandlung, in regelmäßigen Abständen erfolgen (Registered Nurses Assosiation of Ontario **Empfehlungsgrad B**, NZGG **Empfehlungsgrad B**).[114, 115] Wichtig ist dabei, auch die Erfassung von Schmerzen zu berücksichtigen (Registered Nurses Assosiation of Ontario **Empfehlungsgrad C**). Der Therapieplan wird bei Bedarf angepasst.

Die lokale Therapie basiert auf drei Säulen[116]:

1. Débridement
2. Bakterielle Balance
3. Exsudatmanagement

Die Entfernung von Nekrosen ist als infektionsvorbeugende Maßnahme zu empfehlen (AWMF **Empfehlungsgrad B**).

Bei der Auswahl des Débridementverfahrens sollten die Art und Ausdehnung sowie die Lokalisation der Nekrose, die Tiefe der Wunde, die Exsudationsmenge und der Allgemeinzustand des Patienten berücksichtigt werden (Registered Nurses Assosiation of Ontario **Empfehlungsgrad C**). Es gibt keine Methode, die nach wissenschaftlichen Erkenntnissen zu bevorzugen ist (NZGG **Empfehlungsgrad C**).[117]

Bei der Auswahl der interaktiven Wundauflage sollten die Exsudationsmenge und die vorgefundene Wundheilungsphase ausschlaggebend sein (Registered Nurses Assosiation of Ontario **Empfehlungsgrad C**). Die feuchte Wundbehandlung ist zu favorisieren. Es gibt keine spezielle Auflage, die zu bevorzugen ist. Die verfügbaren Materialien sind von ihrer Wirkung her vergleichbar (Registered Nurses Assosiation of Ontario **Empfehlungsgrad A**)[118] (siehe Kapitel 14, *Produktinformationen*). Wichtig ist, die Wunde nicht auszutrocknen, so dass optimale Bedingungen für die Wundheilung geschaffen werden (Registered Nurses Assosiation of Ontario **Empfehlungsgrad A**; AWMF **Empfehlungsgrad A**).[119]

Gerade bei Patienten, die über längere Zeit erkrankt sind, besteht ein erhöhtes Allergiepotenzial. Oft wurden über Jahre hinweg die unterschiedlichsten Materialien genutzt. Nach Möglichkeit sollten zur Wundversorgung und zur Pflege der Umgebungshaut hypoallergene Produkte (z. B. Produkte ohne Kleberand) oder Pflegemittel ausgewählt werden (NZGG **Empfehlungsgrad B**; AWMF **Empfehlungsgrad B**).[120] Bei bestehenden Hautreaktionen sollte ein Dermatologe zur Allergietestung hinzugezogen werden (Registered Nurses Assosiation of Ontario **Empfehlungsgrad B**; AWMF **Empfehlungsgrad A**).[121]

Bei trockener Wundumgebung kann ein Hautschutz mit W/Ö-Emulsionen hilfreich sein. Der Schutz der Wundränder vor Mazeration und Irritationen ist bei starker Exsudation erforderlich, da das Exsudat viele proteolytische Enzyme enthält. Der Einsatz von Cavilon® in Kombination mit einer stark absorbierenden Wundauflage ist sinnvoll.

Die Behandlung einer Infektion beinhaltet das Débridement und die Wundreinigung. Eine systemische Antibiotikatherapie ist das Mittel der Wahl bei systemischen Infektzeichen (Registered Nurses Assosiation of Ontario **Empfehlungsgrad A**).[122] Die Anwendung topischer Antibiotika sollte grundsätzlich nicht erfolgen (NZGG **Empfehlungsgrad B**).

Um die erforderliche Wundruhe zu erhalten, werden mit fortschreitender Wundheilung die Verbandwechselintervalle länger.[123]

Eine optimale, ausgeglichene Ernährung fördert die Wundheilung (Registered Nurses Assosiation of Ontario **Empfehlungsgrad B**).[124] Vor allem bei sehr großen Ulcerationen sollte an eine Überprüfung des Ernährungsstatus sowie eine erforderliche Substitution gedacht werden.

Weitere unterstützende Maßnahmen sind die physikalische Therapie, z. B. Venenwalking oder spezielle gymnastische Übungen (siehe Abb. 19) (Registered Nurses Assosiation of Ontario **Empfehlungsgrad A**).[125, 126] Dadurch wird die Funktion des oberen Sprunggelenks und der Muskelpumpe verbessert.

- Gut sind Laufen, Liegen (Beine etwas höher, ca. 15 cm, als den Oberkörper), Spaziergänge, Sport (Tennis, Fahrrad fahren), Venengymnastik
- Schlecht sind langes Stehen oder Sitzen, heißes Baden, Sauna, erhöhter Alkoholkonsum, Übergewicht, Sonne, Wärmflaschen, Schuhe mit hohen Absätzen, Überkreuzen der Beine

Die medikamentöse Therapie mit z. B. Acetylsalicylsäure oder Fibrinolytika spielt eine untergeordnete Rolle. Sie ersetzt weder die lokale Therapie noch die Kompressionstherapie. Diuretika sollten nicht zur Entstauung eingesetzt werden. Eine zu starke Diurese erhöht das Thromboserisiko um ein Vielfaches. Bei der Anwendung von vasoaktiven Medikamenten soll eine Verringerung des Venenquerschnittes bei gleichzeitiger Zunahme der Blutströmungsgeschwindigkeit und Abnahme der Blutviskosität bewirkt werden.

Weitere Therapieoptionen sind:
- V.A.C.®-Therapie
- Applikation von Wachstumsfaktoren
- Applikation von Keratinozytenkulturen
- Anwendung von Laser
- Elektromagnetische Felder
- Hyperbare Sauerstofftherapie

12.3.2 Kompressionstherapie[127]

Die Kompressionstherapie ist die Grundlage der Behandlung des Ulcus cruris venosum (Compliance Netzwerk Ärzte HFI e.V.: Handlungsleitlinien für die ambulante Behandlung chronischer Wunden, **Empfehlungsgrad B**; Registered Nurses Assosiation of Ontario **Empfehlungsgrad A**, AWMF **Empfehlungsgrad A**)[128, 129, 130] und sollte auch nach dem Abheilen des Ulcus kontinuierlich fortgeführt werden, um mögliche Rezidive zu vermeiden.[131] Sie kann mit Kompressionsbinden, -strümpfen oder durch die intermittierende Kompression erfolgen.

Die Kompressionsbehandlung
- fördert bei Belastung der Muskelpumpe den Bluttransport von distal nach zentral,
- fördert die Resorption des Ödems bei chronisch venöser Insuffizienz,
- reduziert den Druck im superfiscialen Venensystem.[132]

Der Kompressionsverband übt gleichmäßigen Druck auf die Extremität aus und reduziert somit den Querschnitt der oberflächlichen (kutanen, subkutanen) Venen. So wird der venöse Rückstrom in den tiefen Venen beschleunigt und die Funktion der Venenklappen verbessert. Der Kompressionsverband fördert die Resorption des Ödems bei chronisch venöser Insuffizienz (CVI) und reduziert den Druck im subfascialen Venensystem.

Der Auflagedruck der Kompressionsbinde ist von verschiedenen Faktoren abhängig *(La Place's Law)*[133], wie z. B.:

- Bindentyp
- Bindenbreite
- Anzahl der Bindentouren
- Umfang des Beines

Ein hoher applizierter Druck auf ein venöses Ulcus (BPI über 0,8) wirkt sich positiv auf die Wundheilung aus und hat somit eine höhere Effektivität, als ein zu geringer Druck (Registered Nurses Assosiation of Ontario **Empfehlungsgrad A**; NZGG **Empfehlungsgrad A**).[134]

Man unterscheidet bei den Kompressionsbinden zwischen Kurz- und Langzugbinden. Kurzzugbinden bestehen aus reiner Baumwolle, die speziell verarbeitet wird. Diese Binden besitzen ca. 90 % Dehnbarkeit. Sie erzielen einen hohen Arbeitsdruck und einen geringen Ruhedruck. Daher sollten sie nur bei mobilen Patienten verwendet werden. Bei Langzugbinden werden zusätzlich elastische Fasern eingewebt. Ihre Dehnungsfähigkeit liegt bei 150 bis 200 % und erzeugt einen hohen Ruhedruck sowie einen niedrigen Arbeitsdruck.

Weiterhin kann man mit Zwei- oder Vier-Lagen-Mehrfachverbänden arbeiten. Die Vier-Lagen-Mehrfachverbände können bei korrekter Anwendung bis zu einer Woche belassen werden und sind in der ambulanten Betreuung eine sinnvolle Alternative. In ihrer Wirkung scheinen beide Kompressionssysteme ebenbürtig zu sein[135, 136], wobei die Kosten zu berücksichtigen sind.[137]

Bei der intermittierenden apparativen Kompressionstherapie wird Luft in doppelwandige Beinmanschetten, bestehend aus einer oder mehreren Kammern, gepumpt. Um die Wirkung der Muskelpumpe zu simulieren, werden abwechselnd eine Kompression und eine Druckentlastung der Kammern für die Dauer von 20 bis 30 Minuten ausgeführt. Die aufgebrachten Drücke variieren zwischen 40 bis 100 mmHg.[138]

Das verwendete Material und die Anlegetechnik richten sich nach der jeweiligen Grunderkrankung.

Anwendungsbereiche für die Kompressionstherapie
- Varikose, primär und sekundär
- Varizen in der Schwangerschaft und deren Prävention
- Nach Sklerosierungstherapie
- Nach venenchirurgischen Eingriffen
- Thrombophlebitis (superfiziell), abgeheilte Phlebitis
- Nach tiefer Beinvenenthrombose
- Postthrombotisches Syndrom
- Thromboseprophylaxe
- Chronisch venöse Insuffizienz (CVI) der Stadien I bis III nach *Widmer* bzw. C1 bis C6
- Ulcusprävention bei CVI, Varikosis, sonstigen Ödemen
- Leitveneninsuffizienz
- Angiodysplasie
- Lymphödem
- Ödeme in der Schwangerschaft
- Posttraumatische Ödeme

- Ödeme bei Herzinsuffizienz (Cave: dekompensierte Herzinsuffizienz)
- Zyklisch idiopathische Ödeme (z. B. im Rahmen des prämenstruellen Syndroms)
- Lipödeme ab Stadium I oder II
- Stauungszustände infolge Immobilitäten (arthrogenes Stauungssyndrom, Paresen und Teilparesen der Extremität)

12.3.2.1 Ablauf

Eine Anamnese sowie die klinische Untersuchung der unteren Extremitäten vor der Anlage komprimierender Verbände sind unerlässlich.

Die klinische Untersuchung sollte folgende Punkte berücksichtigen:
- Prüfung der kapillären Füllung (akral, Großzehenbeere)
- Prüfung der arteriellen Durchblutungssituation (Pulsstatus, Verschlussdrücke), Brachiopedalindex BPI
- Erfassung von Seitendifferenzen der Extremitätenumfänge
- Erfassung sekundärer Störungen, wie z. B. Stauungsdermatosen, Nekrosen

Vor Anlage von Kompressionsverbänden kann der aktuelle venöse Status der entsprechenden Extremität durch Funktionsuntersuchungen festgestellt werden.

12.3.2.2 Allgemeine Voraussetzungen

Bei Patienten mit koronarer Herzkrankheit, Herzinsuffizienz, Niereninsuffizienz muss die Entstauung vorsichtig erfolgen, um das Herz nicht mit einer zu großen Flüssigkeitsmenge bei Mobilisierung der Ödeme zu überlasten. Die dekompensierte Herzinsuffizienz oder septische Phlebitiden sind Kontraindikationen für einen Kompressionsverband. Eine Kompression sollte dann nur nach Rücksprache mit dem behandelnden Kardiologen (kardiologisches Konsil) erfolgen.

Berücksichtigen sollte man auch orthopädische Auffälligkeiten, z. B. Versteifungen im Bereich des Sprunggelenkes aufgrund einer Dermatofibrose. Bei einer Versteifung fällt die Muskel-Gelenk-Pumpe aus und die Kompressionstherapie ist, bei der Verwendung von Kurzzugbinden, nahezu wirkungslos. Hier ist die Anwendung von Mittel- oder Langzugbinden zu empfehlen. Durch Krankengymnastik sollte versucht werden, eine Restfunktion herzustellen.

12.3.2.3 Absolute Kontraindikationen

- Fortgeschrittene periphere arterielle Verschlusskrankheit (ABPI unter 0,6)
- Dekompensierte Herzinsuffizienz
- Phlegmasia coerulea dolens

12.3.2.4 Relative Kontraindikationen

- Kompensierte periphere arterielle Verschlusskrankheit (BPI unter 0,8 und über 0,6). Die Kompressionstherapie bei reduziertem BPI erfordert ein intensives Monitoring.

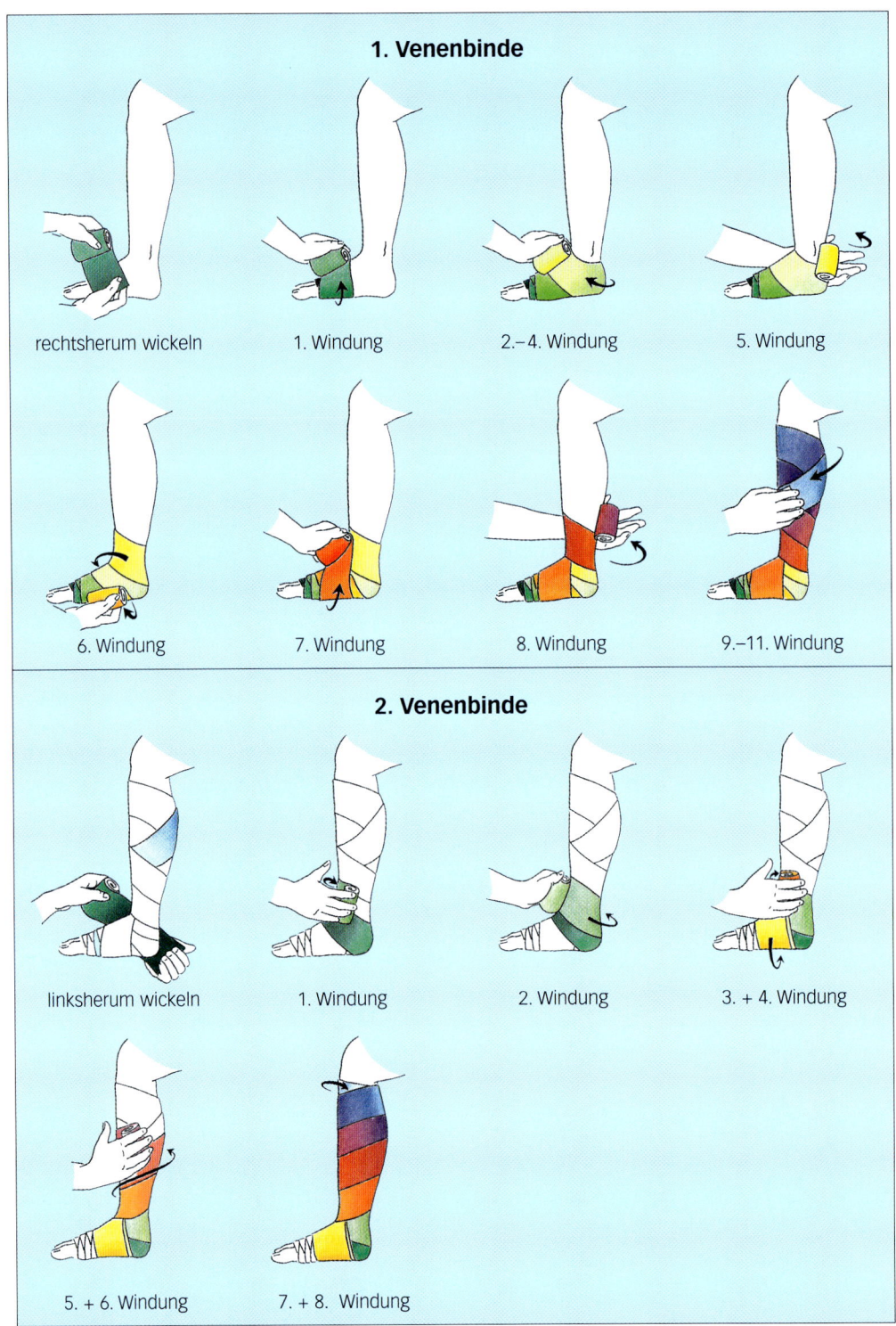

Abb. 18: Beispiel einer Wickeltechnik für den Kompressionsverband (mit freundlicher Unterstützung von Dr. Willmar Schwabe Arzneimittel©).

Eine reduzierte Kompression bei ausgesuchten Patienten kann sinnvoll sein (NZGG **Empfehlungsgrad B**)
- Schwere Sensibilitätsstörungen der Extremitäten
- Fortgeschrittene periphere Neuropathie (z. B. Diabetes mellitus) (Registered Nurses Assosiation of Ontario **Empfehlungsgrad C**)

12.3.3 Wickeltechniken

Es existieren unterschiedliche Wickeltechniken, z. B.: *Pütter* oder *Sigg*.

Grundsätzlich gilt:
- Kompressionsbinden, die Gummi enthalten, dürfen nicht mit Fetten (Hautpflegemittel) in Kontakt kommen
- Stülpa verwenden
- Beim Wickeln ist eine Stellung des Sprunggelenks von 90 Grad bzw. im rechten Winkel anzustreben
- Die Ferse und die Zehengrundgelenke sind mit einzuwickeln
- Der Unterschenkelverband (zwei Binden doppellagig, gegenläufig) wird bis zum Fibulaköpfchen (3−4 cm unterhalb der Kniekehle) gewickelt
- Der Oberschenkelverband wird bis in die Leiste geführt
- Kompressionsgefälle: Der Druck nimmt von den Zehengrundgelenken Richtung Körperstamm kontinuierlich ab (bei konstantem Anlagezug)
- Der Verband darf keine Schnürfurchen, Druckstellen oder Schmerzen verursachen
- Umpolsterung der Umgebung des prominenten Fußknöchels zur Niveauangleichung (Watte oder Pelotten)
- Das Anlegen der Kompressionsverbände erfolgt idealerweise vor dem Aufstehen des Patienten aus dem Bett oder nach einer Ruhezeit von mindestens 30 Minuten, in der der Patient die Beine hochlagert

Oberstes Gebot ist die konsequente Anwendung der Kompressionstherapie. Der korrekt angelegte Verband vermittelt dem Patienten das Gefühl eines festen Haltes, was als angenehm empfunden wird. Bei einem korrekt angelegten Verband darf es nicht möglich sein, die Hand unter den Verband zu schieben.

Regelmäßig werden Zehen, Hauttemperatur und -farbe, die Sensibilität sowie der faltenfreie Sitz des Verbandes kontrolliert.

12.3.4 Operative Therapie

Die meisten venösen Ulcera werden konservativ behandelt. Mögliche operative Verfahren beinhalten (AWMF Leitlinie der deutschen Gesellschaft für Phlebologie: Diagnostik und Therapie des Ulcus cruris venosum):
- Ausschaltung insuffizienter epifascialer Venenabschnitte und transfascialer Kommunikation
- Rekonstruktion und Transplantation der erkrankten Klappen des tiefen Systems
- Shave Therapie und andere lokale operative Verfahren
- Operative Therapie mit Behandlung der Fascia cruris

12.4 Phasengerechte Wundbehandlung

Tabelle 5: Phasengerechte Wundbehandlung beim Ulcus cruris

Wundstadium	Ziel Auflage/Verband	keine Exsudation (trocken)	moderate Exsudation	starke Exsudation
Infektion	**Keimreduktion**			
	Primär-Auflage		Kohle/Silber (z. B. **Actisorb®**)	Alginat (z. B. **Silvercel®**)
	alternativ: Primär-Auflage		Alginat (z. B. **Silvercel®**)	Hydrofaser (z. B. **Aquacel Ag®**)
	Sekundär-Verband		Kompressen	Kompressen
Nekrose (schwarz)	1. Ablösen der **Nekrose** 2. Rehydratation 3. Exsudatmanagement			
	Primär-Auflage	Hydrogel (z. B. **Nu-Gel®**) mit nicht haftender Gaze (z. B. **Adaptic®**)	Hydrogel (z. B. **Nu-Gel®**) mit nicht haftender Gaze (z. B. **Adaptic®**)	Alginat (z. B. **Trionic®**)
	alternativ: Primär-Auflage			Hydrofaser (z. B. **Aquacel Ag®**)
Fibrin (gelb)	1. Ablösen der **Beläge** 2. Rehydratation 3. Exsudatmanagement			
	Primär-Auflage	Hydrogel (z. B. **Nu-Gel®**) mit nicht haftender Gaze (z. B. **Adaptic®**)	Alginat (z. B. **Trionic®**)	Alginat (z. B. **Trionic®**)
	alternativ: Primär-Auflage		Hydrogel (z. B. **Nu-Gel®**) mit nicht haftender Gaze (z. B. **Adaptic®**)	Hydrofaser (z. B. **Aquacel Ag®**)
	Sekundär-Verband	Kompressen	Kompressen	Kompressen
Granulation (rot)	**Schutz** des Gewebes			
	Primär-Auflage	Hydrogel (z. B. **Nu-Gel®**) mit nicht haftender Gaze (z. B. **Adaptic®**)	Alginat (z. B. **Trionic®**)	Alginat (z. B. **Trionic®**)

Wundstadium	Ziel Auflage/Verband	keine Exsudation (trocken)	moderate Exsudation	starke Exsudation
Granulation (rot) *(Fortsetzung)*				
	alternativ: Primär-Auflage hierbei kein Sekundär-Verband	Hydrokolloid (z. B. **Nu-Derm®**, **Varihesive®**)	Hydrokolloid (z. B. **Nu-Derm®**, **Varihesive®**)	Schaumstoff (z. B. **Mepilex®** oder **Allevyn®**)
	Sekundär-Verband	Kompressen	Kompressen	Kompressen
	alternativ: Primär-Auflage		Hydrokolloid (z. B. **Nu-Derm®**, **Varihesive®**)	Schaumstoff (z. B. **Mepilex®** oder
Epithel (rosa)	**Schutz** des Gewebes			
	Primär-Auflage	nicht haftende Gaze (z. B. **Adaptic®**)	Hydrokolloid (z. B. **Nu-Derm®**, **Varihesive extra dünn®**)	
	alternativ: Primär-Auflage	Polyurethanfolie (z. B. **Tegaderm®**)		hierbei kein Sekundär-Verband!
	Sekundär-Verband	Kompressen		

* nur bei gleichzeitiger Antibiotikagabe
(Auszug aus der Verfahrensanweisung »Verbandwechsel bei Ulcus cruris« [Stand: 10/2004])

Phasengerechte Wundbehandlung:

- Wundtaschen locker mit einem geeigneten Material wie Alginattamponaden (Trionic® Tamponaden) füllen
- Bei tiefen Wunden ist darauf zu achten, dass die primäre Wundauflage mit dem Sekundärverband Kontakt hat
- Hypoallergene Produkte (z. B. Produkte ohne Kleberand) oder Pflegemittel auswählen
- Der Verband kann belassen werden, bis die Aufnahmekapazität erschöpft ist (z. B. bei Hydrokolloid: Blasenbildung)
- Bei trockener Wundumgebung erfolgt die Hautpflege mit W/Ö-Emulsion
- Bei bestehendem Ekzem sollte ein dermatologisches Konsil durchgeführt werden

Cave:
Bei freiliegenden vitalen Sehnen, Bändern oder Knochen dürfen keine hydrokolloiden Verbände als Primärverband (Wundauflage) eingesetzt werden.

- Bei Infektzeichen (z. B. Rötung, Schwellung, Schmerz) ist zur Unterstützung des notwendigen Débridements zunächst ein Wundabstrich durchzuführen und anschließend ein Lokalantiseptikum, z. B. Octenisept® oder Lavasept®, einzusetzen. Die Reinigung erfolgt von außen nach innen
- Als Primärauflagen sind Hydrokolloide, Hydropolymerschaum, Schaumstoffe und Hydrogelkompressen kontraindiziert
- Durch die Verwendung von silberhaltigen Wundauflagen (z. B. Alginate oder Schaumverbände mit Silber) kann die Keimzahl reduziert werden
- Die infizierte Wunde sollte einmal täglich inspiziert werden. Die Primärwundauflage kann bis zu zwei Tagen belassen werden. Dabei sollte der Sekundärverband täglich oder bei Erschöpfung der Aufnahmekapazität gewechselt werden
- Bei systemischen Infektionszeichen (Fieber, Schüttelfrost, lokale Wundinfektion, Leukozytose) ist eine systemische Antibiotikagabe entsprechend des Bakteriogramms indiziert

12.5   Therapie des Ulcus cruris arteriosum

Die Behandlung des arteriellen Ulcus beinhaltet die Beseitigung der mangelhaften arteriellen Versorgung der Extremität. Meistens sind invasive radiologische oder operative Maßnahmen, z. B. die Ballondilatation oder Stenteinlage oder eine Ausschälplastik, Bypassoperationen oder Sympatikolyse, erforderlich.

Die medikamentöse Therapie, z. B. mit Prostaglandinen, spielt in der Behandlung arterieller Ulcera nur eine untergeordnete Rolle.

Die Behandlung der Risikofaktoren, eine Veränderung der Lebensgewohnheiten, Nikotinabstinenz, die Einstellung des Fettstoffwechsels und die Therapie des Hypertonus können einem Fortschreiten des Krankheitsprozesses aktiv entgegenwirken.[139]

Führen diese Maßnahmen nicht zum Erfolg, so bleibt als Ultima Ratio die Amputation. Indikationen für eine Amputation sind nicht beherrschbare Infektionen, unkontrollierbare Schmerzen oder ein großer Verlust an Gewebearealen, so dass eine Wundheilung oder eine Deckung der Läsion nicht möglich ist.

Die Behandlung ist primär auf die Therapie der Ursache und sekundär auf die Wunde selbst ausgelegt. Die Wunde wird nicht heilen, so lange die arterielle Perfusion nicht hergestellt ist. Bis zur Revaskularisierung sollten das Ulcus **trocken** behandelt und Nekrosen belassen werden (Wound, Ostomy and Continence Nurses Society **Empfehlungsgrad C**). Die Applikation von Feuchtigkeit auf eine Nekrose lässt diese zu einem idealen Nährboden für Bakterien werden. Daraus können Infektionen (z. B. mit anaeroben Keimen) des Wundgebiets bis hin zur Sepsis resultieren.

Auch das Débridement von nekrotischem Gewebe durch einen Chirurgen sollte erst nach der Revaskularisation erfolgen (Wound, Ostomy and Continence Nurses Society **Empfehlungsgrad C**).

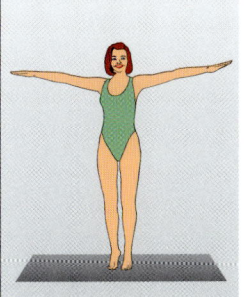

Aus dem Stand Fersen heben und senken (10 x).

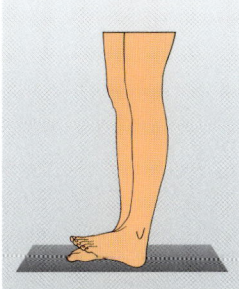

Aus dem Stand Fußspitzen abwechselnd heben und senken (10 x).

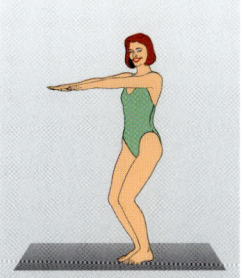

Aufrecht stehen, langsam Knie beugen und strecken (10 x).

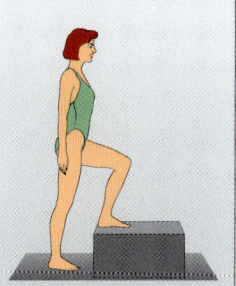

Vor einer Treppe stehen, abwechselnd den linken und rechten Fuß auf die unterste Stufe setzen und belasten (10 x).

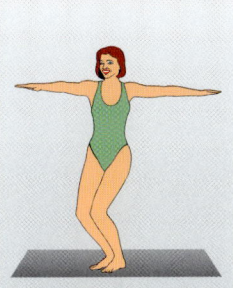

Aus dem Stand, Beine leicht gebeugt, Knie im Wechsel zur linken und rechten Seite führen (10 x).

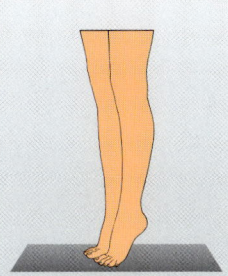

Aus dem Stand abwechselnd Fußspitzen und Fersen anheben (10 x).

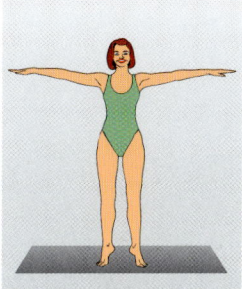

Zehenstand, Arme zur Seite, Fersen nach innen und außen drücken (10 x).

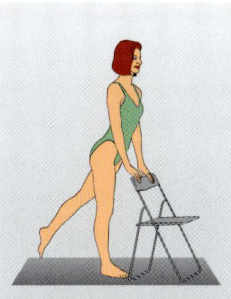

Aus dem Stand Beine abwechselnd nach hinten schwingen, dabei an einer Stuhllehne festhalten (10 x).

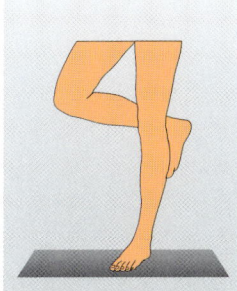

Aus dem Stand abwechselnd mit dem Fußrücken langsam über die andere Wade streichen (10 x).

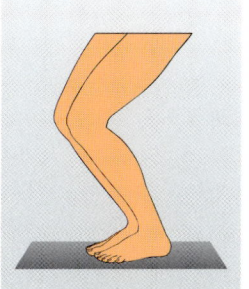

Aus dem Stand Knie langsam beugen und strecken bis zum Zehenstand (10 x).

Abb. 19: Venengymnastik zur Erhaltung der Beweglichkeit des Sprunggelenks (mit freundlicher Unterstützung von Dr. Willmar Schwabe Arzneimittel©).

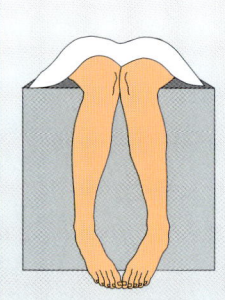

Auf einem Stuhl sitzen, Füße leicht anheben, Fersen nach außen drücken und wieder zusammenbringen (10 x).

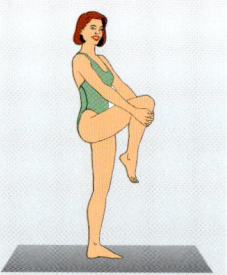

Aus dem Stand abwechselnd linkes und rechtes Knie anheben und mit beiden Händen umfassen (5 x).

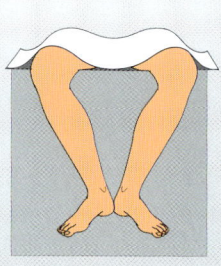

Im Sitzen Fußspitzen auseinanderdrücken und wieder zusammenbringen (10 x).

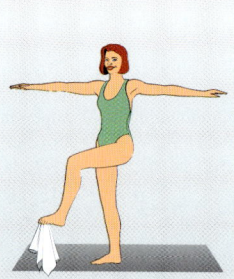

Aus dem Stand, Arme zur Seite, Taschentuch mit dem linken Fuß über den rechten Fuß transportieren und umgekehrt (10 x).

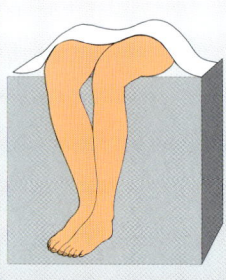

Auf einem Stuhl sitzen, Fußspitzen abwechselnd beide nach rechts und nach links drehen (10 x).

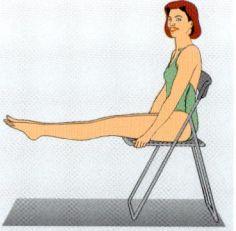

Auf einem Stuhl sitzen, Beine geschlossen waagrecht halten, Unterschenkel langsam senken und Beine wieder strecken (10 x).

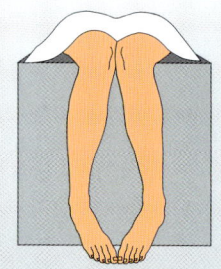

Auf einem Stuhl sitzen, Füße leicht anheben, abwechselnd Fußspitzen und Fersen zusammenbringen (10 x).

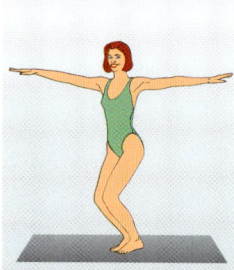

Arme wechselseitig vor- und zurückschwingen lassen, dabei in den Knien federn (10 x).

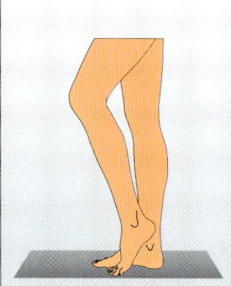

Aus dem Stand Fersen abwechselnd heben und senken (10 x).

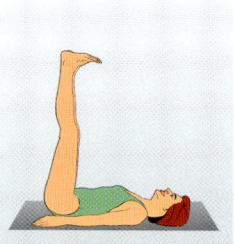

Rückenlage, Beine senkrecht halten, Fußspitzen strecken und anziehen (10 x).

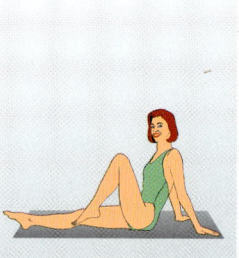

Auf dem Boden sitzen, den Körper mit den Händen nach hinten abstützen, Füße abwechselnd an den Körper ziehen und Beine wieder strecken (10 x).

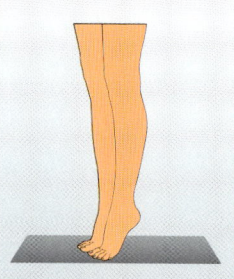

Aus dem Stand Fersen heben und senken (15 x).

Infektionen gefährden den Erhalt der Extremität und erfordern eine sofortige Überprüfung des Gefäßstatus und/oder eine chirurgische Intervention (Wound, Ostomy and Continence Nurses Society **Empfehlungsgrad C**).

Die Anwendung von lokalen Antibiotikaprodukten sollte unterbleiben (Wound, Ostomy and Continence Nurses Society **Empfehlungsgrad C**).

Ist die Perfusion wieder hergestellt, kann mit einer feuchten Wundversorgung begonnen werden (siehe Kapitel 14, *Produktinformationen*). Die verfügbaren Materialien sind in ihrer Wirkung vergleichbar. Tatsächlich gibt es bisher keinen Verbandstoff, der ein wissenschaftlich nachgewiesenes, signifikant besseres Ergebnis erzielt.[140] Allerdings sollten nicht unbedingt adhäsive Produkte ausgewählt werden, da sie auf der empfindlichen Umgebungshaut zu Verletzungen führen können.

Auf die Druckentlastung im betroffenen Gebiet muss unbedingt geachtet werden (z. B. Anwendung eines Entlastungsschuhs).

Durch Wärme weiten sich die Gefäße, der Wundgrund wird besser versorgt und die Heilung wird gefördert. Das Umwickeln des Beins mit Polsterwatte ist eine Möglichkeit, die Extremität warm zu halten.[141]

Die Wundheilung benötigt eine ausreichende Zufuhr an Kalorien und Protein. Daher sollte auch auf die Ernährung des Patienten geachtet werden.

Gefäßsport kann die Gehstrecke und die Schmerzen bei Patienten mit Claudicatio intermittens verbessern (NZGG **Empfehlungsgrad A**; Wound, Ostomy and Continence Nurses Society **Empfehlungsgrad A**)[142].

Alternative Wundbehandlungen erfolgen z. B. durch die hyperbare Sauerstofftherapie[143] oder die V.A.C.® -Therapie.

12.6 Phasengerechte Wundbehandlung

Tabelle 6: Phasengerechte Wundbehandlung beim Ulcus cruris

Wundstadium	Ziel Auflage/Verband	keine Exsudation (trocken)	moderate Exsudation	starke Exsudation
Infektion	**Keimreduktion**			
	Primär-Auflage		Kohle/Silber (z. B. **Actisorb®**)	Kohle/Silber (z. B. **Actisorb®**)
	alternativ: Primär-Auflage		Alginat (z. B. **Silvercel®**)	Alginat (z. B. **Silvercel®**)
	alternativ: Primär-Auflage			Hydrofaser (z. B. **Aquacel Ag®**)
	Sekundär-Verband		Kompressen	Kompressen
	alternativ: Sekundär-Verband		Hydropolymer-schaum (z. B. **Tielle®**)	
Nekrose (schwarz)	1. Ablösen der **Nekrose** 2. Rehydratation 3. Exsudat-management			
	Primär-Auflage	Kompressen	Alginat (z. B. **Trionic®**)	Alginat (z. B. **Trionic®**)
	alternativ: Primär-Auflage			Hydrofaser (z. B. **Aquacel Ag®**)
	Sekundär-Verband		Kompressen	Kompressen
	alternativ: Sekundär-Verband		Hydropolymer-schaum (z. B. **Tielle®**)	
Fibrin (gelb)	1. Ablösen der **Beläge** 2. Rehydratation 3. Exsudat-management			
	Primär-Auflage	Hydrogel (z. B. **Nu-Gel®**) mit nicht haftender Gaze (z. B. **Adaptic®**)	Alginat (z. B. **Trionic®**)	Alginat (z. B. **Trionic®**)
	alternativ: Primär-Auflage			Hydrofaser (z. B. **Aquacel Ag®**)
	Sekundär-Verband	Kompressen	Kompressen	Kompressen
	alternativ: Sekundär-Verband		Hydropolymer-schaum (z. B. **Tielle®**)	Schaumstoff (z. B. **Mepilex®**)

Wundstadium	Ziel Auflage/Verband	keine Exsudation (trocken)	moderate Exsudation	starke Exsudation
Granulation (rot)	**Schutz** des Gewebes			
	Primär-Auflage	Hydrogel (z. B. **Nu-Gel®**) mit nicht haftender Gaze (z. B. **Adaptic®**)	Alginat (z. B. **Trionic®**)	
	Sekundär-Verband	Kompressen	Kompressen	
	alternativ: Sekundär-Verband		Hydropolymer-schaum (z. B. **Tielle®**)	
	alternativ: Sekundär-Verband		Schaumstoff (z. B. **Mepilex®**	
Epithel (rosa)	**Schutz** des Gewebes			
	Primär-Auflage	nicht haftende Gaze (z. B. **Adaptic®**)	Hydrokolloid (z. B. **Nu-Derm®**, **Varihesive extra dünn®**)	**hierbei kein Sekundär-Verband!**
	Sekundär-Verband	Kompressen		

* nur bei gleichzeitiger Antibiotikagabe
(Auszug aus der Verfahrensanweisung »Verbandwechsel bei Ulcus cruris« [Stand: 10/2004]).

Phasengerechte Wundbehandlung:

- Wundtaschen locker mit einem geeigneten Material wie Alginattamponaden (Trionic® Tamponaden) füllen
- Bei tiefen Wunden ist darauf zu achten, dass die primäre Wundauflage mit dem Sekundärverband Kontakt hat
- Hypoallergene Produkte (z. B. Produkte ohne Kleberand) oder Pflegemittel auswählen
- Der Verband kann belassen werden, bis die Aufnahmekapazität erschöpft ist (z. B. Hydrokolloid: Blasenbildung)
- Bei trockener Wundumgebung erfolgt die Hautpflege mit W/Ö-Emulsion
- Bei bestehendem Ekzem sollte ein dermatologisches Konsil durchgeführt werden

Cave:
- Bei freiliegenden vitalen Sehnen, Bändern oder Knochen dürfen keine hydrokolloiden Verbände als Primärverband (Wundauflage) eingesetzt werden.
- Ein sparsames chirurgisches Débridement erfolgt nach abgeschlossener Demarkierung.
- Ein trockenes Gangrän darf nur dann mit Hydrogel rehydriert werden, wenn eine ausreichende Durchblutung vorhanden ist.
- Hydrogele sind bei nicht revaskularisierten arteriellen Ulcera u. a. aufgrund ihres kühlenden Effektes, der bis zu sechs Stunden anhalten kann, kontraindiziert.

Wundbehandlung bei Infektionen:

- Bei Infektzeichen (z. B. Rötung, Schwellung, Schmerz) ist zur Unterstützung des notwendigen Débridements zunächst ein Wundabstrich durchzuführen und anschließend ein Lokalantiseptikum, z. B. Octenisept® oder Lavasept®, einzusetzen. Die Reinigung erfolgt von außen nach innen
- Als Primärauflagen sind Hydrokolloide, Hydropolymerschaum, Schaumstoffe und Hydrogelkompressen kontraindiziert
- Durch die Verwendung von silberhaltigen Wundauflagen (z. B. Alginate oder Schaumverbände mit Silber) kann die Keimzahl reduziert werden
- Die infizierte Wunde sollte einmal täglich inspiziert werden. Die Primärwundauflage kann bis zu zwei Tagen belassen werden. Dabei sollte der Sekundärverband täglich oder bei Erschöpfung der Aufnahmekapazität gewechselt werden
- Bei systemischen Infektionszeichen (Fieber, Schüttelfrost, lokale Wundinfektion, Leukozytose) ist eine systemische Antibiotikagabe entsprechend des Bakteriogramms indiziert

13 Exulcerierende Tumore

Unter exulcerierenden Tumoren versteht man den Zerfall einer Geschwürbildung, der meist mit schwer wiegenden Komplikationen wie Blutungen, Sekundärinfektionen oder Sepsis einhergeht.

Durch das Auftreten eines solchen Tumors wird das Fortschreiten der Erkrankung für den Patienten und seine Umwelt sichtbar. Zusätzlich können großflächige Wunden, die zu Blutungen neigen, oder unangenehmer Geruch die Erkrankung noch offensichtlicher machen. Das Körperbild verändert sich. Ablehnende Reaktionen der Mitmenschen können den Patienten zusätzlich stark belasten.

Bei der Pflege dieser Patienten steht der palliative Aspekt im Vordergrund. Ziel ist es z. B. den Anblick, den Geruch (ausgelöst durch Keimbesiedelung mit anaerobischen und aerobischen Keimen oder durch Tumornekrose und Exsudat) oder die Schmerzen für den Patient und seine Mitmenschen erträglich zu machen. Dies erfordert ein Höchstmaß an fachlicher und menschlicher Kompetenz.

Mögliche Komplikationen:

- Sekundärinfektionen durch anaerobe Erreger oder Tumornekrosen
- Blutungen (oberflächlich aus der Wundrändern; aus dem Tumor oder durch eine Gefäßruptur)
- Sepsis durch Tumorzerfall

Ziele:

- Patientenorientierte Behandlung der Wunde
- Linderung der Symptome, um ein Höchstmaß an Wohlbefinden, Lebensqualität und Selbstständigkeit zu erreichen
- Verändertes Körperbild, Ängste, Ekelgefühl und Hilflosigkeit des Patienten und/oder seiner Angehörigen in den Pflegezielen aufnehmen

Maßnahmen:

- Anamnese: Beschreibung der Wundart (fistelnd, stark exsudierend, nekrotisch, blutend, schmerzend, übel riechend)
- Festlegung der Lokalisation, Größe, Farbe und Geruch
- Beschreibung der Wundränder
- Auswahl der geeigneten Pflegeprodukte

13.1 Auswahlkriterien für Wundversorgungsprodukte

- **Sezernierende, fistelnde Wunden:** Verwendung von stark resorbierendem Verbandmaterial. Mazerationen sollen vermieden werden. Wundrandschutz mit Zinkpaste, Cavilon® oder Hydrokolloidverbänden
- **Trockene nekrotische Wunden:** trockener steriler Verband
- **Blutende Wunden oder Wundränder:** Kompression; ggf. Eiswürfel aus NaCl 0,9 % und Adrenalin bei Kapillarblutungen verwenden. Nach ärztlicher Anordnung können mit Adrenalin getränkte Kompressen oder Kompressen mit Privin® oder Claudengaze® oder Tabotamp® verwendet werden. Ablösen des Verbandes mit Salbeitee; ggf. Verwendung von Mepitel®, um einen atraumatischen Verbandwechsel zu ermöglichen. Bei drohender Gefäßruptur Notfallmedikation bereithalten, ggf. Umstechung oder Kompressionsverbände im Zimmer deponieren
- **Infizierte Wunden:** Spülung der Wunde mit NaCl 0,9 % oder Octenisept® oder Lavasept®, ggf. baden oder duschen, lokales Spülen der Wunde mit Antibiotikalösung je nach Erregerspektrum (Ausspülen mit NaCl oder Ringerlösung ist nicht erforderlich)
- **Geruchsbeseitigung:** Verwendung von Aktivkohleverbänden; Verwendung von Chlorophyllösungen; Auflegen von Kräuterkissen auf den Verband; Aromatherapie[144], Verbesserung der Raumluft durch Duftlampen; Verwendung von künstlichen Duftbindern (z. B. Nilodor®)[145]

14 Produktinformation: Moderne Wundbehandlung

14.1 Interaktive Wundauflagen

14.1.1 Hydrogele (Gelform oder Kompressenform)

Dreidimemsionales Netz aus hydrophilen (wasseranzichenden) Polymeren. Je nach Hersteller enthalten sie zwischen 60 bis 80 % Wasser, sind aber selbst in Wasser unlöslich.

Eigenschaften:

- Führt nekrotischem Gewebe Feuchtigkeit zu (Rehydration)
- Schorf, Beläge werden gelöst und mit dem Wundexsudat in der Gelmatrix aufgenommen
- Verklebt nicht mit dem Wundgrund
- Fördert die Erhöhung der Wundfeuchtigkeit
- Besitzen im Gegensatz zu Hydrokolloiden eine schwache Tendenz zur Absorption
- Granulationsförderung

Indikationen:

- In allen Wundheilungsstadien
- Trockene Wunden
- Nekrotische Wunden
- Wunden mit geringer Exsudation
- Fibrinbelegte Wunden
- Saubere granulierende bzw. epithelisierende Wunden
- Kompressenform: gut bei Pergamenthaut/Kortisonhaut/Altershaut einsetzbar

Anwendung: (Hydrogel)

- Primärverband
- Wunden mit Gel nicht über Hautniveau füllen, sonst besteht die Gefahr von Wundrandmazerationen
- Ca. 2 bis 5 mm dick auftragen
- Muss beim nächsten Verbandwechsel mit Ringerlösung oder NaCl 0,9 % ausgespült werden
- Wird mit geeignetem Sekundärverband (Kompresse, Folie, Hydrokolloid) abgedeckt. Der Kontakt zum Sekundärverband muss dabei gewährleistet sein
- Restbestände müssen verworfen werden (Einmalprodukt)

Anwendung: (Hydrogelkompresse)

- Primärverband
- Bei der Applikation ist auf eine ausreichende Größe zu achten. Es empfiehlt sich ein Überstand von 2 cm. Der Verband kann zerschnitten werden
- Die Gelkompresse haftet leicht. Zur dauerhaften Fixierung sind Fixierpflaster oder Binden geeignet

Verweildauer:

- Ein bis drei Tage
- Kompressenform kann bei sauberen Wunden ein bis sieben Tage belassen werden. Es zeigt sich eine Trübung

Kontraindikationen:

- Eine Anwendung von Hydrogel in Kompressenform darf bei Infektionen nicht erfolgen
- Freiliegende Knochen, Sehnen oder Muskeln
- Nicht revaskularisierte arterielle Ulcera
- Allergien

Produkte:

- Nu-Gel® (Johnson & Johnson Wound Management):
  15 oder 25 g Tube
  Produkt beinhaltet ein Alginat und kann zusätzlich Wundflüssigkeit aufnehmen
- Varihesive® Hydrogel (Convatec):
  20 g Tube
  Produkt beinhaltet hydrokolloide Bestandteile und kann somit Wundflüssigkeit aufnehmen aber auch vermehrt Flüssigkeit an die Wunde abgeben
- Hydrosorb® Hydrogelkompresse (Hartmann)
- Purilon® Gel (Coloplast)
- Suprasorb® G (Lohmann & Rauscher)
- Intrasite® (Smith & Nephew)
- Normlgel (Mölnlycke Health Care GmbH)
- Hypergel (Mölnlycke Health Care GmbH)

14.1.2 Alginate

Zelluloseähnliche Polysaccharide, in Form von Calcium oder Calcium-Natriumalginat, die aus den Fasern der Braunalge gewonnen werden.

Eigenschaften:

- Kommt das Calciumalginat mit dem natriumhaltigen Wundsekret in Berührung, werden Calcium-Ionen in dem Alginat durch Natrium-Ionen ersetzt
- Es bildet sich ein visköses, formstabiles Gel, das die Wunde ausfüllt und feucht hält

- Es ist sehr saugfähig, nimmt Exsudat unter Einschluss von Keimen und Zelltrümmern auf
- Durch Gelbildung ist ein atraumatischer Verbandwechsel möglich
- Schaffung eines günstigen Mikroklimas ohne Okklusionseffekt
- Granulationsförderung
- Es besitzt eine hämostatische Wirkung
- Auch mit Zusatz von Silber erhältlich

Indikationen:

- Belegte Wunden
- Infizierte Wunden (Sekundärverband mit Kompressen)
- Abszesse
- Mittlere bis starke Exsudation
- Alginate sind trapierfähig und können sehr gut bei tiefen und zerklüfteten Wunden eingesetzt werden
- Zur Blutstillung nach einem chirurgischen Débridement

Anwendung:

- Primärverband
- Die Wundauflage der Wundgröße anpassen und locker einlegen. Sie kann zerschnitten werden
- Bei tiefen zerklüfteten Wunden (ab 0,5 cm Tiefe) sollte das Alginat als Tamponade locker in die Wunde eingelegt werden (ca. 60 % ausfüllen). Wird die Wunde zu fest austamponiert, kann die Wundflüssigkeit nicht mehr abfließen und frisch gebildete Zellen werden zerstört
- Als Sekundärverband eignen sich Saugkompressen oder bei nachlassender Exsudation Hydrokolloidverbände oder Hydropolymerschäume
- Bei geringer Exsudation empfiehlt sich vor der Applikation das Anfeuchten mit Ringerlösung oder NaCl 0,9 %
- Mögliche Reste der Auflage müssen mit Ringerlösung oder NaCl 0,9 % ausgespült werden

Verweildauer:

- Ein bis vier Tage
- Bei infizierten Wunden täglicher Wechsel

Kontraindikationen:

- Verkrustete Beläge (wegen mangelnder Feuchtigkeit kann die Auflage kein Gel bilden)
- Trockene Wunden
- Verbrennungen 3. Grades
- Allergien auf Bestandteile

Produkte:

- Trionic® (Johnson & Johnson Wound Management)
- Kaltostat® (Convatec)
- AlgiSite® M (Smith & Newphew)
- Acticoat® absorbent, silberhaltig (Smith & Newphew)
- Silvercel®, silberhaltig (Johnson & Johnson Wound Management) Dieses Produkt beinhaltet neben dem Alginat zusätzlich Carboxymethalcellulose. Dadurch kann es z. B. mehr Feuchtigkeit binden.
- Seasorb® (Coloplast)
- Cutinova® alginate (Beiersdorf)
- Melgisorb® (Mölnlycke Health Care GmbH)
- Sorbalgon®/Sorbalgon® T (Hartmann)
- Suprasorb® A (Lohmann & Rauscher)

Die Produkte sind als Kompresse oder Tamponade erhältlich.

14.1.3 Hydrofaser

Faser aus Natrium-Carboxymethylcellulose.

Eigenschaften:

- Unter Gelbildung wird Wundsekret unter Einschluss von Keimen und Zelltrümmern aufgenommen
- Das Exsudat wird vertikal aufgenommen, dadurch wird der Wundrand vor Mazerationen geschützt
- Atraumatischer Verbandwechsel
- Granulationsfördernd
- Auch mit Zusatz von Silber erhältlich

Indikationen:

- Mittel bis stark exsudierende Wunden

Anwendungen:

- Primärverband
- Wundauflage steril auf Wunde legen. Sie sollte mindestens 1 cm über den Wundrand ragen, da sie durch den Kontakt mit Feuchtigkeit kleiner wird
- Bei tiefen zerklüfteten Wunden sollte die Hydrofaser locker in die Wunde eingelegt werden. Wird die Wunde zu fest austamponiert, können frisch gebildete Zellen zerstört werden
- Muss mit Sekundärverband, wie z. B. Kompressen, Hydrokolloid, Hydropolymerschaum, fixiert werden
- Mögliche Reste der Auflage müssen mit Ringerlösung oder NaCl 0,9 % ausgespült werden

Verweildauer:

- Ein bis sieben Tage

Kontraindikationen:

- Allergien

Bei tiefen Wundhöhlen oder Fisteln ist zu beachten, dass die Faser bei Kontakt mit Wundflüssigkeit gelig wird. Die komplette Entfernung beim Verbandwechsel muss gewährleistet sein.

Produkte:

- Aquacel® (Convatec)

Das Produkt ist als Kompresse oder Tamponade erhältlich.

14.1.4 Hydrokolloide

Bestandteile: hydrophobe Matrix, in die Zellulose, Pektin und Gelatine eingelagert sind.

Eigenschaften:

- Bei der Aufnahme von Exsudat quellen die Partikel auf, expandieren in die Wunde, halten die Wunde feucht und absorbieren Wundexsudat
- Als Deckschicht dient eine semipermeable, keim- und wasserdichte Polyurethanfolie → Okklusion
- Auswirkung der Okklusion: Durch geringere Sauerstoffzufuhr sprießen Blutgefäße schneller ein, Fibroplasten vermehren sich (Ausbildung von Granulationsgewebe) und die Epithelisierung wird unterstützt
- Fördern die Bakteriostase durch den Aufbau eines leicht sauren Milieus
- Fördern die Thermoisolation, denn unter Kälteeinfluss wird die Mikrozirkulation gestört
- Nekrotisches Material und Bakterien werden gebunden
- Überschüssiges Exsudat, Zelltrümmer und Keime können bei jedem Verbandwechsel atraumatisch entfernt werden (schmerzfreier Verbandwechsel)
- Sind adhäsiv und benötigen keinen Sekundärverband

Indikationen:

- Alle Wundheilungsphasen
- Saubere Wunden mit leichter bis mittlerer Exsudation
- Als Hautschutz bei problematischen Hautverhältnissen, z. B. zum Wundrandschutz bei der Anlage von Vakuumversiegelungen
- Als Sekundärverband, z. B. in der Kombination mit Alginaten oder silberhaltigen Produkten

117

Anwendung:

- Primär- oder Sekundärverband
- Bei der Applikation ist auf eine ausreichende Größe zu achten. Es empfiehlt sich ein Überstand von mindestens 2 cm. Der Verband kann zugeschnitten werden
- Die Wundauflage an einer Seite anbringen und mit einer rollenden Bewegung ohne Zug auf die Wundfläche auflegen
- Nach dem Auftragen wird der Verband mit der Hand kurz angewärmt und anmodelliert
- Der Kontakt mit dem Wundgrund muss immer gewährleistet sein; ggf. mit anderen Wundauflagen wie z. B. Alginaten kombinieren
- Ein Wechsel ist angezeigt, wenn die Sättigungsblase den Randbereich der Wundauflage erreicht hat (spätestens wenn sich der Verband vom Wundrand löst)
- Das entstandene Gel darf nicht mit Eiter verwechselt werden. Es riecht mitunter unangenehm ($\rightarrow$ Abbauprodukt der Gelatine)
- Das Gel muss mit Ringerlösung oder NaCl 0,9 % aus der Wunde gespült werden
- Beim Entfernen des Verbandes sollte man den Verband an einer Ecke lösen und dann durch Ziehen an der gelösten Ecke den Verband überdehnen

Verweildauer:

- Zwei bis sieben Tage

Kontraindikationen:

- Pilzinfektion
- Manifeste Infektion
- Anaerober Keimbefall
- Exulcerierende Tumore
- Nicht als Primärverband bei freiliegenden Sehnen, Muskel oder Knochen verwenden
- Allergien
- Ischämische Ulcera, da hier das Prinzip der Okklusion nicht greifen kann
- Wenn tägliche Verbandwechsel erforderlich sind, z. B. tägliches Débridement

Produkte:

- Nu-Derm® (Johnson & Johnson Wound Management)
- Varihesive® (Convatec)
- Comfeel® (Coloplast)
- Algoplaque® (URGO)
- Askina® Biofilm Transparent (B. Braun)
- Hydrocoll® (Paul Hartmann AG)
- Suprasorb® H (Lohmann & Rauscher)

Sakral- und Fersenverbände und weitere spezielle Formen sind von allen Anbietern erhältlich.

14.1.5 Folienverbände

Selbsthaftende Folie, die aus Polyurethan besteht.

Eigenschaften:

- Sie ermöglicht die Abgabe von Wasserdampf und den Gasaustausch → Okklusion
- Auswirkung der Okklusion: Durch geringere Sauerstoffzufuhr sprießen Blutgefäße schneller ein, Fibroplasten vermehren sich (Ausbildung von Granulationsgewebe) und die Epithelisierung wird unterstützt
- Die Folie selbst nimmt keine Feuchtigkeit auf
- Schützt vor Mikroorganismen, Flüssigkeiten und Verschmutzungen der Wunde von außen
- Eine dauerhafte Wundbeurteilung durch den Verband hindurch ist möglich

Indikationen:

- In allen Wundheilungsphasen eine preiswerte Alternative als Sekundärverband in Kombination mit Hydrogelen oder Alginaten
- Epithelisierungsphase
- Primärheilende Wunden
- Oberflächliche Wunden, bei denen eine Krustenbildung nicht erwünscht ist
- Verbrennungen
- Hautentnahmestellen
- Fixierung von Verbänden und Schläuchen

Anwendung:

- Primär- oder Sekundärverband
- Die Wundumgebung sorgfältig reinigen und trocknen, ggf. rasieren
- Die Schutzfolie auf Klebeseite entfernen
- Die Folie ohne Zug aufbringen (→ Gefahr von Spannungsblasen)
- Der Kontakt mit dem Wundgrund muss immer gewährleistet sein; ggf. mit anderen Wundauflagen wie z. B. Alginaten kombinieren
- Sie sollte 4 bis 5 cm über den Wundrand hinausragen. Die Folie kann zerschnitten werden
- Die Schutzfolie der Oberseite entfernen
- Eine Ansammlung von Flüssigkeiten unter der Folie kann zu Mazerationen des Wundrandes führen. Daher ist eine regelmäßig Kontrolle (1 x pro Schicht) und bei Bedarf das Wechseln des Verbandes wichtig
- Der Verband muss an allen Ecken gelöst und dann diagonal überdehnt werden

Verweildauer:

- Bis zu sieben Tage

Kontraindikationen:

- Infizierte Wunden
- Allergien
- Verbrennungen 3. Grades
- Tiefe Wunden

Produkte:

- Bioclusive® (Johnson & Johnson Wound Management)
- Tegaderm® (3M)
- Hydrofilm® (Hartmann)
- OpSite® (Smith & Nephew)
- Optiskin® (Urgo)
- Suprasorb® F (Lohmann & Rauscher)
- Mefilm (Mölnlycke Health Care GmbH)

14.1.6 Hydropolymerschaumverbände

Sie bestehen aus semipermeablen Folien mit einem zentralen Polyurethanschaumstoff.

Eigenschaften:

- Polyurethanschaum quillt bei Kontakt mit Wundflüssigkeit auf und bindet Zelltrümmer und Exsudat
- Passt sich der Wundtiefe an (bis ca. 1 cm Tiefe) und bleibt dabei aber strukturbeständig
- Die Folie lässt Wasserdampf durch und schützt die Wunde vor Erregern, Schmutz und Feuchtigkeit bzw. Austrocknung → Okklusion
- Auswirkung der Okklusion: Durch geringere Sauerstoffzufuhr sprießen Blutgefäße schneller ein, Fibroplasten vermehren sich (Ausbildung von Granulationsgewebe) und die Epithelisierung wird unterstützt

Indikationen:

- Normal bis stark sezernierende Wunden

Kontraindikationen:

- Bei Wundinfektionen nur in Kombination mit geeigneten silberhaltigen Produkten verwenden
- Ischämische Ulcera → Prinzip der Okklusion kann nicht greifen
- Wunden mit freiliegenden Knochen oder Sehnen
- Allergien gegen Bestandteile (z. B. Haftrand)

Anwendung:

- Primär- oder Sekundärverband
- Die Größe der Wunde berücksichtigen (Verband muss 3 bis 4 cm über die Wunde hinausragen)
- Der Kontakt mit dem Wundgrund muss immer gewährleistet sein; ggf. mit anderen Wundauflagen wie z. B. Alginaten kombinieren
- Produkte ohne Kleberand benötigen einen Sekundärverband
- Der Verband muss bei Undichtigkeit gewechselt werden
- Die Verbände dürfen **nicht** auseinander geschnitten werden

Verweildauer:

- Drei bis sieben Tage

14.1.7 Schaumverbände

Sie bestehen meist aus Polyurethanschaum, teilweise mit Silikon.

Eigenschaften:

- Hohe Aufnahmekapazität von Wundsekret
- Sie halten die Wunde feucht
- Sie ermöglichen Luft- und Wasserdampfaustausch
- Das Festkleben am Wundgrund wird verhindert

Indikationen:

- Stark nässende Wunden
- Minimierung des Mazerationsrisikos
- Wunden mit empfindlicher Hautumgebung
- Hypergranulation

Kontraindikationen:

- Infizierte Wunden
- Allergien
- Trockene Wunden
- Verbrennungen 3. Grades
- Vaskulitis

Anwendung bei oberflächlichen Wunden:

- Primär- oder Sekundärverband
- Verband wird 2 cm über den Wundrand hinaus appliziert
- Verband kann zerschnitten werden

- Der Kontakt mit dem Wundgrund muss immer gewährleistet sein; ggf. mit anderen Wundauflagen wie z. B. Alginaten kombinieren
- Nicht haftende Schäume müssen mit einem geeigneten Sekundärverband fixiert werden

Anwendung bei Wundhöhlen:

- Primärverband
- Zur Verfügung stehen Schaumstoffe ohne Deckschicht oder kleine kissenförmige Polster, die mit einem Superabsorber gefüllt sind
- Sie dürfen etwa ein Drittel der Höhle ausfüllen, da sie beim Kontakt mit Wundflüssigkeit aufquellen. Bitte unbedingt Herstellerangaben beachten
- Das Produkt muss täglich gewechselt werden
- Das Zerschneiden der Produkte ist nicht immer möglich. Bitte unbedingt Herstellerangaben beachten

Verweildauer:

- Zwei bis fünf Tage, je nach Exsudationsmenge (strike through)

Produkte:

- Mepilex® mit Silikonbeschichtung (Mölnlycke Health Care GmbH)
- Mepilex Lite mit Silikonbeschichtung (Mölnlycke Health Care GmbH)
- Mepilex Border mit Silikonbeschichtung (Mölnlycke Health Care GmbH)
- Mepilex Border Lite mit Silikonbeschichtung (Mölnlycke Health Care GmbH)
- Mepilex Transfer mit Silikonbeschichtung (Mölnlycke Health Care GmbH)
- Allevyn® (Smith & Nephew)
- Biatain® (Coloplast)
- Cellosorb® (URGO)
- Permafoam® (Hartmann)
- Suprasorb® P (Lohmann & Rauscher)
- Tielle®, Tielle® light, Tielle® plus mit Kleberand (Johnson & Johnson Wound Management)
- Tielle®, Tielle® light, Tielle® plus borderless ohne Kleberand (Johnson & Johnson Wound Management)

14.1.8 Aktivkohleverband mit Silber

Aktivkohle wird mit metallischem Silber durchtränkt. Das Kohlevlies ist in ein Nylonvlies gefasst, das an allen Seiten abgedichtet ist.

Eigenschaften:

- Silber inaktiviert nahezu alle bekannten Bakterien, zahlreiche Pilze und Viren
- Geruchshemmend
- Toxinbindend

- Wundreinigend
- Keine Bildung von Resistenzen

Indikationen:

- Infizierte, übel riechende Wunden
- Sekundärheilende Wunden
- Tumorwunden
- Abszesse

Anwendung:

- Primärverband
- Aktivkohleverbände mit Silber dürfen nicht zerschnitten werden
- Eine Anwendung in Wundhöhlen ist möglich
- Die Produkte können nur wenig Feuchtigkeit aufnehmen. Exsudiert eine Wunde stark, sollte ein geeigneter Sekundärverband ausgewählt werden
- Bei gering sezernierenden Wunden kann die Auflage mit Ringerlösung oder NaCL 0,9 % angefeuchtet werden, da es sonst zu einem Verkleben mit dem Wundgrund kommt
- Eine Kombination mit Hydrogel ist möglich

Verweildauer:

- Ein bis drei Tage

Kontraindikationen:

- Freiliegende Knochen, Sehnen und Muskeln
- Allergien auf Bestandteile
- Trockene Wunden

Produkt:

- Actisorb silver 220® (Johnson & Johnson Wound Management)

14.1.9 Silberverbände

Silberhaltige Produkte (hier am Beispiel von Acticoat®) bestehen z. B. aus zwei Lagen silberbeschichtetem, hochdichtem Polyethylennetz. Das Silber wird auf das Netz aufgedampft. Lagen eines Vlieses aus Rayon und Polyester umschließen es. Es entstehen kleine Kristalle aus metallischem Silber. Sie setzen an verschiedenen Zonen der Mikroorganismen an, um bakterielle Lebensprozesse zu unterbinden. Dabei wird Silber freigesetzt.

Indikationen:

- Infizierte Wunden

Anwendung:

- Primärverband
- Produkt kann zerschnitten werden
- Kann locker in Wundtaschen oder Höhlen gelegt werden
- Bei der Verwendung von Acticoat® muss nach Herstellerangaben das Vlies mit Aqua destillata angefeuchtet werden. Die blaue Seite wird auf die Wunde gelegt. In der Akutphase sollte das Produkt täglich gewechselt werden und kann später bis zu sieben Tagen belassen werden. Um Verfärbungen der Haut zu vermeiden, muss Acticoat® der Wundgröße angepasst werden
- Täglicher Sekundärverbandwechsel mit Inspektion der primären Wundauflage
- Falls Verband bei der Entfernung auf der Wunde haftet, mit NaCl 0,9 % oder Ringer- lösung anfeuchten

Kontraindikationen:

- Allergien auf Bestandteile
- Keine Anwendung bei Neugeborenen, Säuglingen
- Keine Anwendung in der Stillzeit
- Herstellerangaben beachten

Produkte:

- Acticoat® (Smith & Nephew)
- Acticoat 7® (Smith & Nephew)
- Aquacel Ag® (Convatec)
- Actisorb silver 220®
- Silvercel®

14.1.10 Gaze

Jodgaze:

Antiseptische, nicht haftende Wundauflage, imprägniert mit einer 10 %igen PVP jodhal- tigen Salbe.

Indikationen:

- Infizierte Wunden
- Hautinfektionen
- Infektionshemmende Behandlung von traumatischen Verletzungen

Anwendung:

- Primärverband
- Auf Wundgröße zurechtschneiden, darf keinen Kontakt mit den Wundrändern haben
- Steriler Sekundärverband nötig

- Verblasst die Farbe der Gaze, ist dies als Zeichen für ein Nachlassen der antiseptischen Wirkung zu sehen. Der Verband muss dann gewechselt werden

Verweildauer:

- Ein bis zwei Tage

Kontraindikationen:

- Allergien
- Nierenleiden
- Schwangerschaft, Stillzeit
- Nur unter ärztlicher Aufsicht bei Patienten mit Schilddrüsenleiden jeglicher Art
- Nur unter ärztlicher Aufsicht bei Säuglingen und Kleinkindern bis zu 6 Monaten

Produkte:

- Inadine® (Johnson & Johnson Wound Management)
- Betaisodona® (Mundipharma)

14.1.11 Nicht haftende Wundauflagen

Silikonwundauflagen:

Bestehen aus Polyamidnetz und Silikon.

Indikationen:

- Geschädigte, empfindliche Umgebungshaut
- Mesh-Transplantate
- Wenn Adhäsion des Gewebes an den Primärverband verhindert werden soll
- Verbrennungen
- Bullöse Erkrankungen
- Bei stark exsudierenden Wunden (in Kombination mit einem Deckverband)

Anwendung:

- Primärverband
- Sollte die Wundränder 2 cm überlappen
- Kann zerschnitten werden
- Leicht an die Wunde andrücken
- Muss mit Sekundärverband, der täglich gewechselt werden sollte, fixiert werden
- Das Anfeuchten der Handschuhe mit NaCl 0,9 % verhindert das Ankleben der Wundauflage an den Fingern

Verweildauer:

- Bis zu sieben Tagen

Produkt:

- Mepitel® (Mölnlycke Health Care GmbH)

Sonstige, nicht haftende Wundauflagen

Bestehen aus Polyamidnetz.

Indikationen:

- Hautentnahmestellen
- Verbrennungen
- Chronische Wunden

Anwendung:

- Primärverband
- 0,5 cm überlappend auf die Wunde legen
- Kann zurechtgeschnitten werden
- Sekundärverband muss täglich gewechselt werden

Verweildauer:

- Saubere Wunden bis zu sieben Tagen
- Bei der Kombination mit Hydrogelen zwei bis drei Tage

Kontraindikationen:

- Allergien

Produkte:

- Jelonet® (Smith & Nephew)
- Adaptic® (Johnson & Johnson Wound Management)
- Urgotül® (auch mit Silber erhältlich; Kontraindikationen beachten) (Urgo)
- Grassolind® (Hartmann)
- Lomatüll® (Lohmann & Rauscher)

14.2   Vakuumversiegelung (V.A.C.®-Therapie)[146]

Die V.A.C.®-Therapie ist eine okklusive Wundbehandlung, bei der durch Unterdruck (75 bis 175 mmHg) optimale Wundheilungsbedingungen geschaffen werden, indem:

- überschüssiges Wundsekret abgeleitet,

- Zelltrümmer, Beläge gelöst und entfernt,
- Toxine und Bakterien abgesaugt,
- die Einsprossung neuer Gefäße gefördert,
- das Umgebungsödem reduziert und
- ein mechanischer Reiz auf die Zellen der Wundumgebung erzeugt und somit die Bildung von Granulationsgewebe stimuliert wird.

Neu entwickelt wurde VAC® Instill. Die Vorteile der Vakuumtherapie sind hierbei mit der Instillationstherapie kombiniert, um so die Wundheilung zu beschleunigen.

Indikationen[147, 148, 149]:

- Ulcus cruris venosum und mixtum (nach chirurgischem Débridement im Zeitraum bis zum Wundverschluss durch Sekundärnaht oder durch plastisch-chirurgischen Eingriff)
- Diabetisches Fußsyndrom nach erfolgter Revaskularisierung
- Dekubital-Ulcus Grad 3 bis 4 (nach chirurgischem Débridement im Zeitraum bis zum Wundverschluss durch Sekundärnaht oder durch plastisch-chirurgischen Eingriff)
- Posttraumatische oder postoperative Wunden
- Initial infizierte Wunden nach chirurgischem Débridement (Bissverletzungen, nekrotisierende Fasziitis)
- Weichteilverletzungen
- Verletzungen mit Exposition von Knochen oder bradytrophem Gewebe
- Wunden nach Spaltung eines Kompartmentsyndroms an einer Extremität
- Sichern eines Hauttransplantates
- Sternale Wundinfektionen
- Offene Bauchbehandlung einschließlich Fistelbehandlung (Platzbauch)

Kontraindikationen:

- Maligne Tumore
- Nicht behandelte Osteomyelitis/Osteitis
- Unexplorierte Fistelgänge
- Verschorftes, trockenes, nekrotisches Gewebe
- Freiliegende Gefäße

Relative Kontraindikationen:

- Freiliegende Organe (nur in Kombination mit Mepitel®)
- Bei einer vorliegenden pAVK sollte eine V.A.C.®-Therapie nur zum Einsatz kommen, wenn der Zehenarteriendruck über 50 mmHg und der $TcPO_2$ über 30 Maßeinheiten liegt
- Bei Patienten mit erhöhter Blutungsneigung (Antikoagulantientherapie o. ä.) sollte die V.A.C.®-Therapie nicht durchgeführt werden

Anwendung:

- Adäquate Schmerztherapie ist unerlässlich
- Einmalplastikschürze anlegen

- Lagerung des Patienten unter Beachtung der Intimsphäre
- Wasserundurchlässige Unterlage unterlegen
- Hygienische Händedesinfektion
- Einmalhandschuhe (unsteril) anziehen
- Vorsichtige Entfernung der Folie. Die Entfernung des Schwammes erfolgt mit sterilen Instrumenten (Pinzette). Haftet der Schwamm sehr stark, ist er mit Ringerlösung oder NaCl 0,9 % anzufeuchten
- Kontrolle des vorherigen Verbandes auf Haftung, Exsudat, Effektivität und Geruch
- Entsorgung der Verbandstoffe inklusive Handschuhe
- Hygienische Händedesinfektion
- Arbeitsfeld vorbereiten (sterile Abdeckung), Verbandset mit anatomischer, chirurgischer Pinzette und Schere, sterile Kompressen, 10er-Spritze, ggf. Knopfkanüle oder Einmalkatheter, Spüllösung (Ringerlösung®), bei Bedarf Abstrichröhrchen mit Agar-Nährboden, bei Bedarf Antiseptikum, geeigneter Schwamm (nach Arztanordnung), ggf. nicht fettende Gaze (Mepitel®), dünner hydrokolloider Verband (Varihesive® extra dünn), Folie, Trac-Pad, Kanister
- Sterile Handschuhe anziehen
- Abdeckung des Wundumfeldes mit sterilen Abdecktüchern
- Vorhandenen Schorf oder verhärtete Absonderungen entfernen
- Wundreinigung
- Auswahl des geeigneten Schwamms:
  Der **schwarze Polyurethanschwamm** (große offene Poren) ist geeignet, um die **Bildung von Granulationsgewebe** zu stimulieren, **große Mengen an Exsudat** abzuleiten und führt gleichzeitig zu einer **Kontraktion der Wunde** (z. B. **tiefe akute Wunden** mit mäßig vorhandenem Granulationsgewebe, **tiefe Druckgeschwüre** oder **Gewebelappen**). Der **weiße Polyvenylalkoholschwamm** ist ein dichter Schaum, der **höheren Zugbelastungen** standhält. Dieser Schwamm ist bereits mit sterilem Wasser angefeuchtet. Aufgrund der höheren Dichte muss höherer Druck aufgewendet werden (z. B.: sehr **schmerzhafte Wunden, oberflächliche Wunden, unterminierte Wunden, Transplantate, freiliegende Sehnen oder Knochen**)
- Umliegendes Gewebe trocknen und ggf. mit Hautschutzmittel (Cavilon®) behandeln
- Ist die Wundumgebung sehr empfindlich, sollte sie mit Folien oder dünnen Hydrokolloidverbänden geschützt werden
- Anpassen der Schwämme:
  Der Schwamm wird so zurechtgeschnitten, dass die gesamte Wundfläche vollständig bedeckt ist und er locker in die Wunde eingelegt werden kann (Schwamm nicht in die Wunde drücken)
  Der Schwamm darf nicht über die Wundränder hinausreichen
  Um ein Verkleben der Wundfläche mit dem Schwamm zu verhindern, kann eine nicht haftende wirkstofffreie Wundauflage wie z. B. Mepitel® unter dem Schwamm verwendet werden. Sind freiliegende Darmschlingen zu bedecken, ist das Abdominaldressing anzuwenden (der Schwamm ist in eine Folie eingebettet und verhindert so eine Läsion des Gewebes bei der Entfernung des Schwammes)
- Die zugeschnittenen Ränder vorsichtig reiben, um lose Partikel zu entfernen. Dabei sollten keine Schwammreste in die Wunde fallen.
- Den Schwamm in die Wunde legen
- Die Wundbasis und -seiten sind bedeckt

- Falls mehrere Schwämme benutzt werden, muss die Anzahl der Stücke genau dokumentiert werden. Wie bei der Verwendung von Brücken müssen alle Stücke miteinander Kontakt haben
- Folie so zuschneiden, dass sie den Schaum sowie 3 bis 5 cm der umliegenden Haut bedeckt
- Schwämme ohne Spannung mit Folie fixieren
- Anbringen der Drainageausleitung: (Trac Pad)
  Ca. 2 cm großes Loch in die Folie schneiden. Die Öffnung des Trac Pad direkt über das Loch in der Folie positionieren und die gesamte Kontur vorsichtig andrücken. Dabei ist die Position des Ableitungsschlauches zu beachten, ggf. muss dieser unterpolstert werden (nicht über Knochenvorsprünge oder Gewebefalten ableiten, da Gefahr von Druckstellen)
- Bei der Verwendung von zwei Ableitungspads können diese durch einen Y-Connector mit einem Kanister verbunden werden
- V.A.C.®-Therapie-Einheit vorbereiten: Kanister einrasten und Schlauchleitung des Verbands mit der des Kanisters verbinden. Die Schlauchklemmen müssen offen sein
- Vakuumeinstellung:
  Die Einstellung des Gerätes erfolgt nach Arztanordnung (z. B. Beginn beim schwarzen Schwamm mit 75 mmHg. Nach einer Stunde ist, je nach Toleranz des Patienten, eine langsame Steigerung des Vakuums bis auf 125 mmHg möglich. Beim weißen Schwamm beginnt man bei 125 mmHg. Eine maximale Steigerung kann bis auf 175 mmHg erfolgen. Neueste Untersuchungen haben ergeben, dass eine Einstellung von 125 mmHg eine optimale Wirkung erzielt)[150, 151]
  Ein kontinuierliches Vakuum sollte immer dann genutzt werden, wenn mit einer starken Exsudation zu rechnen ist oder der Patient starke Schmerzen beim Aufbau des Unterdrucks hat. Ein intermittierendes Vakuum wird vor allem zur Granulationsförderung bei sauberen oder sternalen Wunden angewandt (Erfahrungswerte).

Regelmäßige Kontrolle des Verbandes:

- Sog mehrmals täglich, mindestens 1–2 x pro Schicht, überprüfen
- Bei Undichtigkeiten des Verbandes oder bei Verstopfung des Schwamms kann sich eine feuchte Kammer bilden. Der Verband muss dann gewechselt werden

Verweildauer:

- Bei infizierten Wunden erfolgt alle 24 Stunden ein Verbandwechsel (in Anpassung an den klinischen Befund)
- Bei sauberen Wundverhältnissen sollte der schwarze Schwamm alle drei bis vier Tage gewechselt werden. Der weiße Schwamm kann bis zu fünf Tage belassen werden

Fazit:

Anwendungsbeobachtungen und Falldarstellungen berichten die klinische Wirksamkeit dieses Therapieverfahrens. Es gibt jedoch ein Defizit an prospektiv randomisierten klinischen Studien.

Pathophysiologische Studien zur Erklärung der Wirkmechanismen sind nicht ausreichend vorhanden. Bisher ist die Anwendung der Vakuumtherapie auf den stationären Behandlungsbereich beschränkt.

14.2.1 Fallbericht: Kombinierter Einsatz von Peritoneallavage und abdomineller Vakuumversiegelung bei nekrotisierender Pankreatitis

Patient, 45 Jahre, männlich
Diagnose: Akute nekrotisierende Pankreatitis biliärer Genese
Sekundäre Diagnosen: Fistel des Magens und Duodenums, obere gastrointestinale Blutung
Seit dem 04.05.2004 wurde der Patient zunächst aufgrund einer akuten Cholestase und Cholezystitis, dann auch wegen einer konsekutiven biliären Pankreatitis stationär behandelt. Zur Entlastung wurde am 05.05.2004 endoskopisch ein Stent in den Ductus choledochus eingelegt. Eine gastrointestinale Blutung durch ein Ulcus duodeni führte am 31.07.2004 schließlich zur Verlegung des Patienten ins Klinikum der Universität zu Köln.

Hier erfolgte am 06.08.04 eine partielle Pankreatektomie mit Débridement, eine Splenektomie und die Anlage eines Laparostoma. Am Folgetag wurde eine Second-look-Laparotomie mit Débridement und Spülung des Bauchraumes sowie am 08.08.04 eine Cholezystektomie mit Drainage des Ductus choledochus und die erneute Lavage des Bauchraumes durchgeführt.

Im Zeitraum vom 09.08.2004–23.08.2004 erfolgte die tägliche bettseitige Lavage. Die Versorgung des Patienten wurde zusätzlich durch eine Duodenalfistel mit täglichen galligen Exsudationsmengen von bis zu 2000 ml erschwert.

Die Vakuumtherapie wurde erstmalig am 23.08.2004 (**Abb. 20**) eingesetzt. Genutzt wurde die Kombination von Mepitel® mit dem schwarzen Polyurethanschwamm bei einer kontinuierlichen Sogstärke von 125 mmHg. Als Hautschutz wurden Cavillon® und Hydrokolloidverbände verwendet. Ziel des Konzepts war der Schutz des Abdomens vor Sekundärinfektionen sowie der Abtransport des Fistelsekretes und die Granulationsförderung.

Schon beim ersten Verbandwechsel nach zwei Tagen (**Abb. 21**) zeigte sich eine deutliche Reduzierung der nekrotischen Beläge und eine signifikante Bildung von Granulationsgewebe. Während

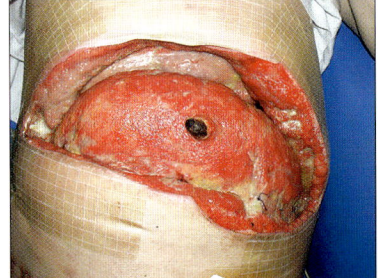

Abb. 20

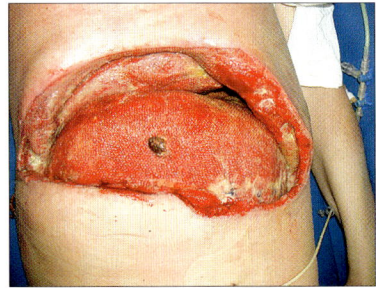

Abb. 21

der Verbandwechsel erfolgte gleichzeitig die Durchführung einer Bedside Lavage zunächst in zwei- bis dreitägigen Abständen.

Die Abbildungen **22 bis 27** zeigen den typischen Ablauf einer Versorgung.

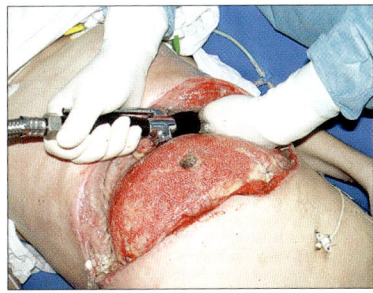

Abb. 22: Bedside Lavage, Débridement.

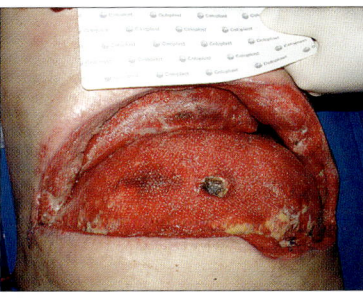

Abb. 23: Anbringen des Hautschutzes.

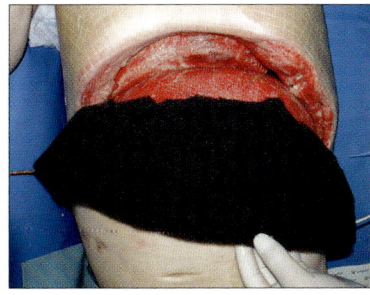

Abb. 24: Anpassung des Schwammes.

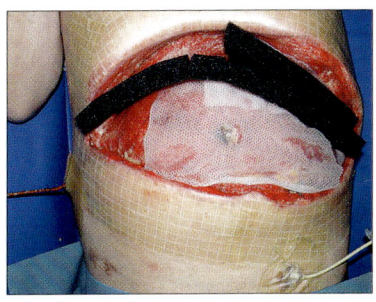

Abb. 25: Schutz des Wundgrundes.

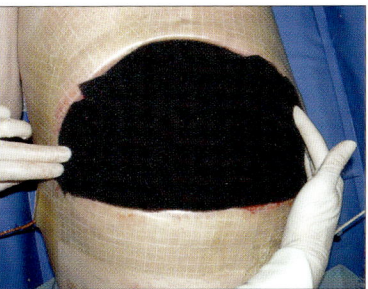

Abb. 26: Auflegen des Schwammes.

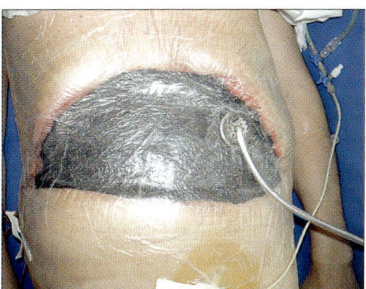

Abb. 27: Fixierung/Abdichtung.

Bemerkenswert war insbesondere die stetige Abnahme der Exsudationsmenge der galligen Fistel unter der Vakuumtherapie (Abb. 28).

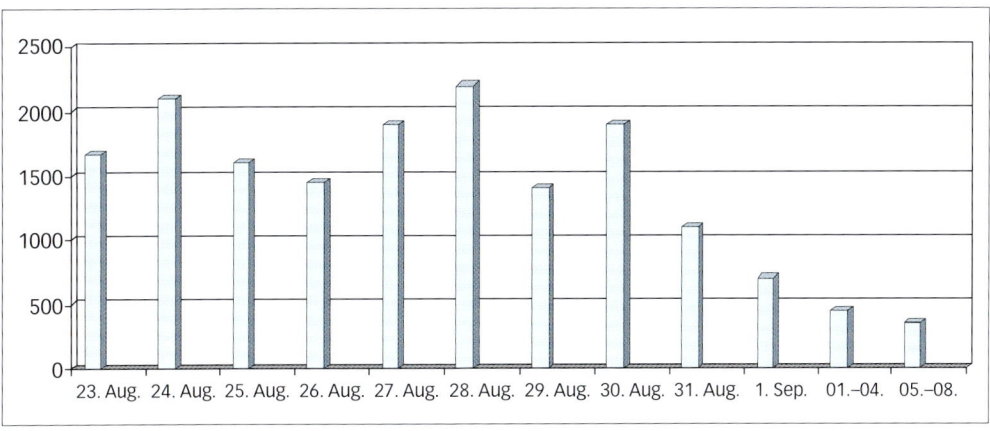

Abb. 28: Abnahme der Exsudationsmenge unter V.A.C.®-Therapie.

Bis zum 08. September 2004 (**Abb. 29**) konnte die Wunde so weit konditioniert werden, dass eine Umstellung der Wundversorgung auf Alginate erfolgte. Diese Therapie wurde bis zur Entlassung beibehalten (**Abb 30**).

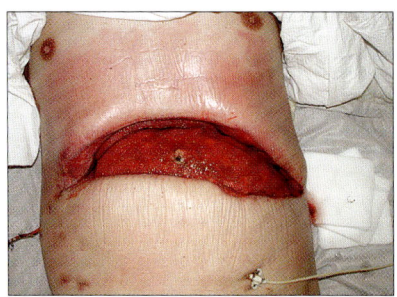 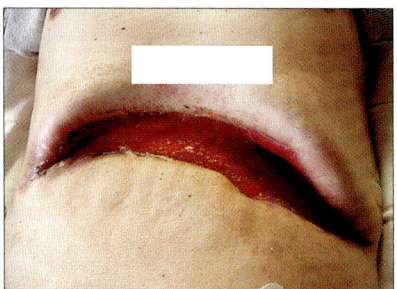

Abb. 29   Abb. 30

Kosten und Ressourceneinsatz:

Die reinen Materialkosten eines Verbandwechsels belaufen sich auf ca. 130,– Euro (Nettopreise). Der Mietpreis der V.A.C.®-ATS-Einheit ist dabei nicht berücksichtigt. Die Dauer für einen Verbandwechsel betrug bei gleichzeitiger Bedside Lavage ca. 120 Minuten, bei der normalen Wundspülung ca. 60 Minuten.

Es bleibt festzuhalten, dass derzeit nur wenige evidenzbasierte Studien zum Thema »Vakuumtherapie bei Laparostoma« vorliegen. Mögliche Komplikationen, wie z. B. die Bildung von Fisteln, Blutungen, Ausbreitung von Infektionen oder das Verbleiben von Schwammbestandteilen in der Wunde, bedürfen der sorgfältigen Beobachtung.

Auch wenn die einzelne Vakuumversiegelungsmaßnahme ein zeitlich aufwändiges und kostenintensives Verfahren darstellt, konnte in diesem komplizierten Fall die Behandlungsdauer mit sieben Wochen vergleichsweise kurz gehalten werden.

Zusammenfassung der beobachteten Effekte der Vakuumtherapie:
- Kontollierter Abtransport des Wundsekretes
- Reduzierte Verbandwechselintervalle
- Förderung der Granulation
- Geringes Umgebungsödem
- Kontraktion der Wunde
- Förderung der Mobilität

14.3   Aktive Wundauflagen

14.3.1 Hyaloronsäure

Ein wesentlicher Bestandteil der extrazellulären Matrix.

Eigenschaften:

Sie fördert die Migration von Zellen (z. B. Fibroplasten, Epithelzellen) in das Wundgebiet. Neben der Gewebsneubidung wird die Gefäßneubildung stimuliert.

14.3.2 Hyalogran

Besteht aus Hyaloronsäure (7 %) und Alginat (93 %)

Indikationen:

- Akute fibrinbelegte Wunden
- Unterstützt das autolytische Débridement

Anwendung:

- 3 mm dicke Schicht auftragen und mit einem geeigneten Sekundärverband abdecken
- Kann mit Hydrokolloid oder/und Alginat kombiniert werden
- Muss mit Ringerlösung oder NaCl 0,9 % ausgespült werden

Verweildauer:

- Zweitägiger Wechsel über maximal 14 Tage

Kontraindikationen:

- Allergien

Produkt:

- Hyalogran® (Convatec)

14.3.3 Hyalofill

Besteht aus dem Ester der Hyaloronsäure.

Indikationen:

- Schlecht heilende Wunden

Anwendung:

- Auf die Größe der Wunde zuschneiden, große Wunden können mit mehreren überlappenden Stücken versorgt werden
- Sekundärverband muss benutzt werden (z. B. Hydrokolloid)
- Wegen der Biokompabilität kann der Verband in der Wunde belassen werden und muss nicht ausgespült werden

Verweildauer:

- Zwei bis drei Tage

Kontraindikationen:

- Allergien

Produkte:

- Hyalofill® F (Convatec)

14.3.4 Wundausgleichende Matrix

Promogran®:

Gefriergetrocknete Matrix aus Kollagen und oxidierter regenerierter Zellulose. Es ist ein resorbierbares Therapeutikum, das das Wundmilieu verbessert und den Heilungsverlauf bei sekundär heilenden Wunden (z. B. Ulcus cruris, Dekubital-Ulcus, diabetisches Fußsyndrom) beschleunigt. Es dient der Wiederherstellung des natürlichen Wundheilungsprozesses.

Eigenschaften:

- Bindung und Deaktivierung überschüssiger Proteasen (Metallo-Matrixproteasen, Elastasen und Plasmin)
- Bindung und Schutz der endogenen Wachstumsfaktoren vor einem Abbau durch überschüssige Proteasen
- Resorbierbares Therapeutikum

Indikationen:

- Dekubital-Ulcus
- Ulcus cruris
- Diabetisches Fußsyndrom

Kontraindikationen:

- Wunden mit Infektionszeichen
- Nekrosen

Promogran Prisma®:

Es ist ein resorbierbares Therapeutikum mit dem Zusatz von Silber, das das Wundmilieu verbessert und den Heilungsverlauf bei sekundär heilenden Wunden (z. B. Ulcus cruris, Dekubital-Ulcus, diabetisches Fußsyndrom) beschleunigt. Es dient der Wiederherstellung des natürlichen Wundheilungsprozesses.

Eigenschaften:

- Inaktivierung schädlicher überschüssiger Proteasen und Reduzierung der pro-inflammatorischen Zytokine
- Abfangen freier Radikale
- Schutz endogener Wachstumsfaktoren, die bei der Resorption der Matrix in aktiver Form in das Mikromilieu freigesetzt werden
- Schafft ein feuchtes Wundmilieu, das die Bildung von Granulationsgewebe, die Epithelisierung und eine optimale Wundheilung fördert
- Fördert die Zellproliferation und somit die Gewebeneubildung
- Reduzierung der Bakterienkonzentration bei gleichzeitigem Schutz körpereigener Zellen

Anwendung von Promogran® und Promogran Prisma®:

- Das Produkt sollte der Wundgröße angepasst werden
- Promogran®/Promogran Prisma® geliert durch den Kontakt mit Wundflüssigkeit und passt sich der individuellen Wundform an. Bei geringer Exsudation sollte man Promogran® leicht mit NaCl 0,9 % oder Ringerlösung anfeuchten
- Innerhalb von ein bis drei Tagen wird es vollständig vom Körper resorbiert, dann erfolgt eine erneute Applikation
- Abdeckung je nach Exsudation der Wunde mit Hydropolymerschaum oder mit nicht haftender Wundauflage und Kompressen

Produkte:

- Promogran® (Johnson & Johnson Wound Management)
- Promogran Prisma® (Johnson & Johnson Wound Management)

14.3.5 Wachstumsfaktoren

Sie gehören zu einer Gruppe von Polypeptiden, die alle Phasen der Wundheilung beeinflussen können.

Eigenschaften:

- Chemotaktische Aktivität: Entzündungszellen und Fibroblasten werden in die Wunde gelockt
- Mitogene Wirkung: Stimulierung der Zellproliferation
- Angiogenetischer Faktor: Kapillareinsprossung wird gefördert
- Beeinflussung des Gleichgewichts zwischen Produktion und Abbau der extrazelluären Matrix
- Steuerung der Produktion von Zytokinen und Wachstumsfaktoren durch benachbarte Zellen

14.3.6 Regranex Gel®

Wirkstoff:

- Becaplermin (rekombinanter Plättchenwachstumsfaktor [rhPDGF])

Indikationen:

- Diabetische Ulcera
- Schlecht heilende Ulcera

Anwendung:

- Primärverband
- Wunde mit Ringerlösung oder NaCl 0,9 % reinigen
- Gel 1 bis 2 mm dick applizieren und in der Wunde verteilen, so dass ein Film entsteht
- Angefeuchteten Sekundärverband aufbringen
- Bis zum nächsten Verbandwechsel Kompressen leicht feucht halten
- Täglicher Verbandwechsel
- Muss im Kühlschrank aufbewahrt werden

Kontraindikationen:

- Allergien

Produkte:

- Regranex Gel® (Johnson & Johnson Wound Managment)

14.4 Biochirurgisches Débridement mit Maden (Lucilia sericata)

14.4.1 Hintergrund und Indikationen

Bei Naturvölkern ist die Anwendung von Fliegenlarven zur Wundheilung seit Jahrtausenden bekannt (Mayas, Aborigins etc.). Erste Aufzeichnungen stammen von Hippokrates (430 v. Chr.). Im Lauf der Jahrhunderte wurde diese Methode, besonders in Zusammenhang mit Kriegshandlungen bzw. Kriegsverletzten, so z. B. unter Napoleon oder im Amerikanischen Bürgerkrieg, immer wieder beschrieben. Nach den Kampfhandlungen waren die Wunden der Soldaten mit Fliegenlarven besiedelt. Der amerikanische Arzt Dr. Zacharias konnte beobachten, dass Wunden der Soldaten der konföderierten Armee, bei denen die Maden aufgrund von fehlendem Verbandsmaterial belassen oder sogar aktiv eingesetzt wurden, schneller und besser heilten, als die der gegnerischen Armee der Union, die ihre Verletzten konventionell versorgte.

Im Ersten Weltkrieg konnte der amerikanische Chirurg Dr. William S. Baer in Frankreich Erfahrungen mit der Wirkung von Maden auf die Wundheilung machen. Er begann nach Kriegsende in den USA erfolgreich mit der Therapie durch selbst gezüchtete

Maden. Da bei einigen Patienten Infektionen auftraten (Tetanus, Gasbrand), begann er mit der Zucht keimfreier Maden unter sterilen Bedingungen.

Durch die Verbreitung von Antibiotika 1944 (entdeckt 1928) geriet die Madentherapie in Vergessenheit und wurde erst wieder vor etwa 20 Jahren durch Dr. Ronald Sherman und seine Kollegen von der University of California, LA, wiederentdeckt, die mehrere Studien zum klinischen Einsatz der Madentherapie veröffentlich haben.

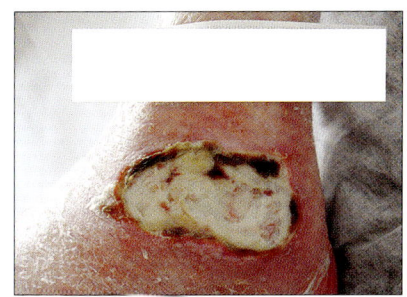
Abb. 31

Verwendet werden Fliegenmaden der Gattung *Lucilia sericata* (Schmeißfliege, Goldfliege). Sie werden steril gezüchtet, indem man die abgelegten Eier der Fliege für einige Zeit toxischen Desinfektionsmitteldämpfen aussetzt und anschließend in sterilen Nährmedien aufzieht oder, was wesentlich kostengünstiger ist, indem bereits sterile Laborstämme vermehrt werden.

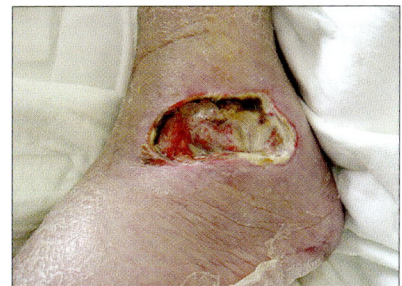
Abb. 32

Eine Made besteht aus zwölf Segmenten, auf denen sich Hakenkränze befinden, die gemeinsam mit zwei feinen Mundhaken zur Fortbewegung dienen (wird von Patienten manchmal als Schmerz empfunden). Sie atmet durch so genannte Stigmenöffnungen, die sich jeweils am Vorder- und Hinterende befinden.

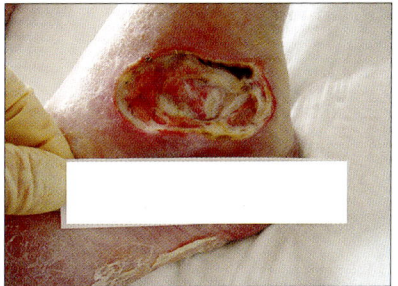
Abb. 33

Zu Beginn der Therapie sind die Maden etwa ein bis zwei Millimeter groß und erreichen nach ca. zwei bis vier Tagen eine Größe von ungefähr zwölf Millimetern. Bis zur Verpuppung vergehen etwa sieben Tage.

Fliegenmaden sind Nekrophagen (Aasfresser) und verfügen über ein extrakorporelles Verdauungssystem. Sie geben proteolytische (eiweißlösende) Verdauungsenzyme an ihre Umgebung ab, die abgestorbenes Gewebe verflüssigen. Diese Flüssigkeit

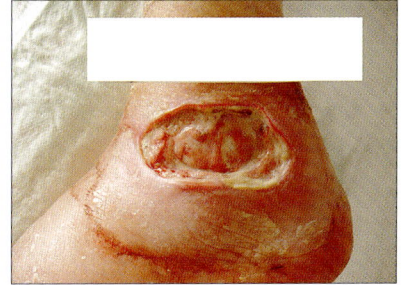
Abb. 34

wird wiederum eingesaugt, gefiltert und konzentriert, so dass eine Larve innerhalb von fünf Minuten eine Nahrungsmenge aufnehmen kann, die der Hälfte ihres Körpergewichtes entspricht.

Durch die Mundhaken und Hakenkränze der Maden werden Beläge zusätzlich noch mechanisch abgekratzt. Lediglich abgestorbenes Gewebe wird von den Maden aufgenommen, so dass ein äußerst schonendes Débridement stattfindet und gesundes Gewebe erhalten wird[152] (Abb. 31–34). Besonders bei schlecht perfundiertem Gewebe oder bei Gebieten mit wenig Weichteildeckung ist dies von großer Wichtigkeit. Pro Tag werden etwa zehn bis 15 Gramm Nekrosen, die der Hauptsitz pathogener Bakterienstämme sind, abgetragen.[153]

Schließlich kann auch eine Verschiebung des pH-Wertes vom sauren in den alkalischen Bereich beobachtet werden.

Die Gründe für die Stimulation der Wundheilung sind noch nicht in allen Einzelheiten erforscht. Eine Beschleunigung des Wundverschlusses wird vermutlich durch die Bewegung der Larven als eine Art »Mikromassage«, die die Zellvermehrung steigert, erreicht.

Weiterhin werden von den Maden Allantolin und Harnstoff ausgeschieden, was zur Förderung der Zellproliferation und Epithelisierung führt. Außerdem soll das Larvensekret auch die Wirkung des menschlichen epidermalen Wachstumsfaktors (EGF = epidermal growth factor) verstärken sowie einen eigenen Wachstumsfaktor enthalten.[154]

Durch Madentherapie kann eine Keimreduzierung in der Wunde erzielt werden. Maden besitzen die Fähigkeit, gram-positive Bakterien (z. B. MRSA) in ihrem Verdauungssystem abzutöten.[155]

Indikationen:

- Sekundär heilende Wunden, auch bei Durchblutungsstörungen
- Reinigung infizierter, infektionsgefährdeter oder übel riechender Wunden
- Patienten, bei denen kein chirurgisches Débridement möglich ist
- Diabetische Ulcera
- MRSA-besiedelte Wunden[156]

Kontraindikationen:

- Wunden, die leicht zu Blutungen neigen
- Freiliegende Gefäße, Sehnen
- Wunden mit eröffneten Körperhöhlen
- Fisteln

Bei Wunden mit unzureichender Durchblutung erfolgt bei uns die Anwendung nach Absprache mit dem Gefäßchirurgen. Hier sind die Ergebnisse nicht ganz so zufrieden stellend.

Allgemeines[157]:

- Verweildauer je nach Wundzustand zwei bis vier Tage
- Kribbeln und Juckreiz können auftreten
- Keine Kompressionstherapie

- Zu Beginn der Therapie kann der Patient Schmerzen verspüren (ggf. prophylaktische Schmerzmittelgabe), die sich aber meist später reduzieren
- Die Patientencompliance kann durch ausführliche Information verbessert werden
- Larven nicht gleichzeitig mit Jodprodukten einsetzen (Jodprodukte zwei Tage vor Madentherapie absetzen)
- Zur Entsorgung der Maden: Maden in verschließbares Gefäß geben und über den Hausmüll entsorgen

14.4.2 Anwendung

Biobags sind mit unterschiedlicher Madenanzahl (50 bis 300 Stück) verfügbar. In dem Behältnis befindet sich ein so genannter Platzhalter, um die Maden vor Druck von außen zu schützen. Man berechnet etwa zehn Larven pro Quadratzentimeter. Sie werden, verschlossen und versiegelt, in einem Plastikgefäß geliefert und bis zur Verwendung im Kühlschrank gelagert:
- Eingehende Aufklärung des Patienten
- Schmerzmittelgabe bei Bedarf
- Reinigung der Wundumgebung mit NaCl 0,9 % oder Ringerlösung
- Evtl. Wunde ausspülen, um Verbandreste u. Ä. zu entfernen
- Hautschutz auf Wundrand mit Cavilon®, Hydrokolloid, Schaumverband
- Biobag mit steriler Pinzette in die Wunde einlegen
- Beutel können mehrfach gefaltet werden. Die Verwendung von mehreren Biobags gleichzeitig ist möglich
- Einen mit körperwarmer Ringerlösung angefeuchteten Tupfer wundüberlappend auflegen und locker mit z. B. elastischer Mullbinde fixieren
- Alle 24 Stunden kann der Biobag an eine andere Stelle der Wunde platziert werden
- Täglicher Wechsel der feuchten Kompressen und Inspektion der Wunde

Lose Maden (zeigen in Studien eine höhere Effizienz[158]):
- Lieferung der Maden erfolgt in einem gekühlten Röhrchen
- Um die Umgebungshaut zu schützen, wird diese mit Cavilon®, Hydrokolloiden oder Schaumstoffen (um Druckeinwirkung auf Maden zu verhindern) abgedeckt
- Maden mit steriler, zimmerwarmer Ringerlösung oder NaCl 0,9 % aus dem Röhrchen in eine Gaze spülen
- Gaze mit den Maden zusammenlegen und auf die Wunde aufbringen, spannen und mit Pflaster fixieren
- Mit körperwarmer Ringerlösung getränkte Kompressen auflegen und locker mit Mullbinden fixieren

Verweildauer:

- In der Regel drei Tage

Wichtig:

Maden müssen atmen können! Der Verband muss feucht, aber nicht nass sein. Die Lebewesen dürfen nicht zerquetscht werden. Die Verwendung von Okklusivverbänden ist nicht möglich. Es muss für ausreichende »Nahrung« gesorgt werden. Gleichzeitig oder unmittelbar davor dürfen keine Produkte verwendet werden, die für lebende Organismen schädlich sind (z. B. Antiseptika). Eine gleichzeitige systemische Antibiotikagabe ist möglich.

Um die Versorgungskontiniutät sicherzustellen, sollte die rechtzeitige Anforderung der Maden beachtet werden.

14.5 Antiseptika

Indikationen:

- Infektgefährdete Patienten (HIV)
- Patienten mit MRSA-Befund
- Infizierte Wunden (mit oder ohne systemische Antibiose)

Kontraindikationen:

- Allergien
- Nicht infizierte Wunden (Einsatz aus pharmakologischer und wirtschaftlicher Sicht unnötig)

Eigenschaften:

Folgende Punkte sollten erfüllt werden:
1. Sichere keimabtötende oder inaktivierende Wirksamkeit gegen ein breites Erregerspektrum
2. Kein Wirkungsverlust unter Belastung mit Eiweiß
3. Schneller Wirkungseintritt
4. Keine Entwicklung von Resistenzen
5. Schmerzfreie Anwendung
6. Möglichst hohe Zellgewebsverträglichkeit
7. Einfache Anwendung und Aufbewahrung

14.5.1 Lavasept

Wirkstoff:

- Polyhexanid 0,1 %

Indikationen:

- Kann auf allen Körperflächen inklusive Schleimhäuten genutzt werden, um eine Keimarmut zu erzeugen (MRSA, Immunsuprimierte)
- Antiseptische Behandlung von Knochen und Weichteilinfektionen
- Wundreinigung bei Infektionen
- Unangenehme Gerüche werden gemildert

Kontraindikationen:

* Allergien
* Anwendung an hyalinem Knorpel
* Anwendung im Bereich des Zentralnervensystems (ZNS) und Innenohres
* Innerhalb der ersten 4 Schwangerschaftsmonate

Anwendung:

* Aufbringen mit Tupfern oder durch Wundspülung mit Spritze
* Einwirkzeit beachten
* Kein Nachspülen mit NaCl 0,9 % oder Ringerlösung
* Nicht ohne Rücksprache mit der Apotheke mit anderen Arzneimitteln kombinieren
* Lavasept sollte immer unverdünnt angewendet werden
* Die Lösung ist nach Anbruch ca. drei bis vier Tage verwendbar

14.5.2 Lavasept Gel 0,2 bis 0,5 %

Wirkstoff:

* Aqua
* Hydroxythycellulose
* Glycerin
* Lavaseptkonzentrat 2–5 g

Indikationen:

* Kann auf allen Körperflächen inklusive Schleimhäuten genutzt werden, um eine Keim-armut zu erzeugen (MRSA, Immunsuprimierte)
* Antiseptische Behandlung von Knochen und Weichteilinfektionen

Kontraindikationen:

* Allergien

Anwendung:

* Auf die Wunde auftragen
* Mit nicht haftender Wundauflage (z. B. Mepitel oder Adaptic) und Kompressen abdecken
* Haltbarkeit variiert, Herstellerangaben beachten

Anbieter:

* Apotheke im Hause
* Prontosan® (B. Braun)
* Prontosan® Gel (B. Braun)

14.5.3 Octenisept® Lösung

Wirkstoff:

- Octenidin – 2 HCL 0.1 %
- Phenoxyethanol 2 %

Indikationen:

- Antiseptische Behandlung bei Wundinfekten
- Antiseptische Behandlung in der Mundhöhle
- Katheterisieren
- Haut- und Schleimhautantiseptikum

Kontraindikationen:

- Allergien
- Anwendungen im Bauchraum, Harnblase oder Trommelfell

Anwendung:

- Aufbringen der Lösung mit Tupfer, Spritze oder durch Sprühen
- Einwirkzeit von zwei Minuten beachten
- Angebrochene Behältnisse sind bis zu einem Jahr verwendbar, Verfallsdatum beachten

Anbieter:

- Schülke & Mayer

14.5.4 PVP Jod-Präparate

Wirkstoff:

- 10 % PVP Jod

Indikationen:

- Desinfektion intakter Haut oder Schleimhaut
- Therapie infizierter Wunden

Kontraindikationen:

- Schwangerschaft
- Stillzeit
- Säuglinge unter sechs Monaten
- Jodallergien
- Schilddrüsenerkrankungen

· Gleichzeitige Lithium-Therapie

Anwendung:

- Applikation mit Tupfer, Spritze oder in Salbenform
- Bei der Anwendung von Betaisodona® kann es zum Eiweißfehler kommen (Verbindung mit Blut, Eiter oder enzymatischen Wundprodukten hat Wirkungsverlust zur Folge)
- Nicht mit silberhaltigen Desinfektionsmitteln kombinieren
- Nennenswerte Aufnahme von Jod bei längerem Gebrauch. Mengenangabe für Jodabgabe: 50 g/Verband; 150 g/Woche
- Nachteil: trocknet die Wunde aus, Wirkungsnachlass wird nicht erkannt
- Nicht zur dauerhaften Anwendung zu empfehlen (sind 10 % der Körperoberfläche betroffen, nicht länger als 14 Tage)

Daher nur in Ausnahmefällen bei chronischen Wunden anwenden. Bei Verdünnung des Mittels unbedingt die Herstellerangaben beachten.

Produkte:

- Betaisodona® Lösung bzw. Salbe (Mundipharma GmbH)

14.5.5 Jodosorb Salbe/Mikro-Pellets

Wirkstoff:

- Cadexomer Jod

Eigenschaften:

- Hydrophile Salbe/Kugeln

Indikationen:

- Infizierte Wunden
- Feuchte Nekrosen
- Chronische Wunden

Kontraindikationen:

- Schilddrüsenerkrankungen (Hyperthyreose, blande Knotenstruma)
- Bekannte Jodüberempfindlichkeit
- Schwangerschaft, Stillzeit
- Säuglinge bis zum 6. Monat
- Kleinkinder bis zwei Jahre nur nach sorgfältiger Abwägung

Anwendung:

- Salbe 3 mm dick, Kugeln in ausreichender Menge auf die betroffene Stelle auftragen
- Sekundärverband mit Kompressen und nicht haftender Wundauflage (z. B. Adaptic), der täglich gewechselt wird
- Verlieren die Kugeln ihre Farbe, lässt die Wirkung des Jods nach
- Wunde mit Ringerlösung oder NaCl 0,9 % ausspülen und erneute Applikation der Kugeln in die noch feuchte Wunde
- Verweildauer: zu Beginn täglicher Wechsel, später alle zwei Tage
- Nicht gleichzeitig mit Taurolidin anwenden (Gefahr der metabolischen Azidose)

15 Produktübersicht

Produkt	Hersteller	Größe/Artikelnummer	Packung
Interaktive Wundauflagen			
Hydrogel:			
Nu-Gel®	Johnson & Johnson Wound Management	15 g: MNG 415DE 25 g: MNG 425	10 Stk/Pck 6 Stk/Pck
Varihesive® *Hydrogel*	Convatec	15 g: 967717	10 Stk/Pck
Alginate:			
Trionic®	Johnson & Johnson Wound Management	Tamponade 2 g: TRI 303 9,5 x 9,5 cm: TRI 301 10 x 20 cm: TRI 302 5 x 5 cm: TRI 300	6 Stk/Pck 10 Stk/Pck 10 Stk/Pck 10 Stk/Pck
Kaltostat®	Convatec	Tamponade 2 g: 962626 5 x 5cm: 962621 7,5 x 12 cm: 962622 10 x 20 cm: 962623 15 x 25 cm: 962624	5 Stk/Pck 10 Stk/Pck 10 Stk/Pck 10 Stk/Pck 10 Stk/Pck
Hydrofaser:			
Aquacel®	Convatec	Tamponade: 961124 5 x 5 cm: 962121 10 x 10 cm: 961122 15 x 15 cm: 961123	5 Stk/Pck 10 Stk/Pck 10 Stk/Pck 5 Stk/Pck
Silberverband:			
Actisorb® *silver 220*	Johnson & Johnson Wound Management	9,5 x 6,5 cm: MAS O 65DE 10,5 x 10,5 cm: MAS 105DE 19, 0 x 10,5 cm: MAS 190DE	10 Stk/Pck 10 Stk/Pck 10 Stk/Pck
Acticoat®	Smith & Nephew	5 x 5 cm: 66000808 10 x 10 cm: 66000789 10 x 20 cm: 66000792	5 Stk/Pck 5 Stk/Pck 12 Stk/Pck
Aquacel Ag®	Convatec	Tamponade: 2140136 5 x 5 cm: 2140076 10 x 10 cm: 2140082 15 x 15 cm: 2140113	5 Stk/Pck 10 Stk/Pck 10 Stk/Pck 5 Stk/Pck
Silvercel®	Johnson & Johnson Wound Management	Tamponade 2 g: CAD 230 5 x 5 cm: CAD 050 11 x 11 cm: CAD 011 10 x 20 cm: CAD 020	5 Stk/Pck 10 Stk/Pck 10 Stk/Pck 5 Stk/Pck

Produkt	Hersteller	Größe/Artikelnummer	Packung
Hydrokolloide:			
Nu-Derm®	Johnson & Johnson Wound Management	5 x 5 cm: HCB 102	20 Stk/Pck
Varihesive® **E**	Convatec	15 x 15 cm: 965243	5 Stk/Pck
		10 x 10 cm Border: 965253	5 Stk/Pck
		10 x 10 cm: 965246	10 Stk/Pck
		20 x 30 cm: 965245	3 Stk/Pck
		6 x 6 cm Border: 965251	5 Stk/Pck
		10 x 10 cm Border: 965253	5 Stk/Pck
		15 x 15 cm Border: 965254	5 Stk/Pck
		15 x 18 cm Border: 965257	5 Stk/Pck
Varihesive® **extra dünn**	Convatec	10 x 10 cm: 967653	5 Stk/Pck
		7,5 x 7,5 cm: 967651	5 Stk/Pck
		15 x 15 cm: 967655	5 Stk/Pck
		5 x 10 cm: 967657	10 Stk/Pck
		5 x 20 cm: 967658	10 Stk/Pck
Folienverbände:			
Hydrofilm®	Hartmann	6 x 9 cm: 9008600	10 Stk/Pck
		10 x 15 cm: 9008628	10 Stk/Pck
		12 x 25 cm: 9008646	10 Stk/Pck
Bioclusive®	Johnson & Johnson Wound Management	4,4 x 7, 0 cm: 2474	100 Stk/Pck
		7,6 x 10,2 cm: 2475	50 Stk/Pck
		10,2 x 25,4 cm: 2467	20 Stk/Pck
Schaumverbände:			
Mepilex®	Mölnlycke Health Care GmbH	10 x 10 cm: 294100	5 Stk/Pck
		10 x 20 cm: 294200	5 Stk/Pck
		15 x 15 cm: 294300	5 Stk/Pck
		20 x 20 cm:294400	5 Stk/Pck
Mepilex® **Border**	Mölnlycke Health Care GmbH	7,5 x 7,5 cm:295200	5 Stk/Pck
		10 x 10 cm: 295300	5 Stk/Pck
		15 x 15 cm: 295400	5 Stk/Pck
		15 x 20 cm: 295600	5 Stk/Pck
Mepilex® **Border Lite**	Mölnlycke Health Care GmbH	4 x 5 cm: 281000	10 Stk/Pck
		5 x 12,5 cm: 281100	5 Stk/Pck
		7,5 x 7,5 cm: 281200	5 Stk/Pck
		10 x 10 cm: 281300	5 Stk/Pck
		15 x 15 cm: 281500	5 Stk/Pck
Mepilex® **Transfer**	Mölnlycke Health Care GmbH	15 x 20 cm: 294800	10 Stk/Pck
		20 x 50 cm: 294502	2 Stk/Pck
Mepilex® **Lite**	Mölnlycke Health Care GmbH	6 x 8,5 cm: 284000	5 Stk/Pck
		10 x 10 cm: 284100	5 Stk/Pck
		15 x 15 cm: 284300	5 Stk/Pck
		20 x 50 cm: 284500	2 Stk/Pck

Produkt	Hersteller	Größe/Artikelnummer	Packung
Schaumverbände *(Fortsetzung):*			
Allevyn® non adhesive	Smith & Nephew	5 x 5 cm: 66007643 10 x 10 cm: 66007637 10 x 20 cm: 66007335	10 Stk/Pck 10 Stk/Pck 10 Stk/Pck
Allevyn® adhesive	Smith & Nephew	7,5 x 7,5 cm: 66000043 12,5 x 12,5 cm: 66000044 12,5 x 22,5 cm: 66000744	10 Stk/Pck 10 Stk/Pck 10 Stk/Pck
Allevyn® heel	Smith & Nephew	Fersenverband: 66007630	5 Stk/Pck
Allevyn® cavity	Smith & Nephew	5 cm rund: 66007326 10 cm rund: 66007327 9 x 2,5 cm oval: 66007328 12 x 4 cm oval: 66007329	10 Stk/Pck 5 Stk/Pck 10 Stk/Pck 5 Stk/Pck
Allevyn® plus cavity	Smith & Nephew	5 x 6 cm: 66047571 10 x 10 cm: 66047573 15 x 20 cm: 66047574	10 Stk/Pck 5 Stk/Pck 3 Stk/Pck
Tielle® lite	Johnson & Johnson Wound Management	7 x 9 cm: MTL 300 11 x 11cm: MTL 301 8 x 15 cm: MTL 308 8 x 20 cm: MTL 309	10 Stk/Pck 10 Stk/Pck 10 Stk/Pck 10 Stk/Pck
Tielle®	Johnson & Johnson Wound Management	7 x 9 cm : MTL 100 DE 15 x 15 cm: MTL 105 15 x 20 cm: MTL 102 Sacrum 18 x 18 cm: MTL 104 11 x 11 cm: MTL 101 DE 18 x 18 cm: MTL 103	10 Stk/Pck 10 Stk/Pck 5 Stk/Pck 5 Stk/Pck 10 Stk/Pck 5 Stk/Pck
Tielle® plus	Johnson & Johnson Wound Management	11 x 11 cm: MTP 501 DE 15 x 15 cm: MTP 505 15 x 20 cm: MTP 502	10 Stk/Pck 10 Stk/Pck 5 Stk/Pck
Nicht haftende Gaze:			
Adaptic®	Johnson & Johnson Wound Management	7,6 x 7,6 cm: 2012 Z 7,6 x 20,3 cm: 2015 Z	10 Stk/Pck 10 Stk/Pck
Silikonauflagen:			
Mepitel®	Mölnlycke Health Care GmbH	5 x 7 cm (HC): 290500 8 x 10 cm (HC): 290700 12 x 15 cm (HC): 291000 5 x 7,5 cm (AC): 290510 7,5 x 10 cm (AC): 290710 10 x 18 cm (AC): 291010 20 x 30 cm: 292005	5 Stk/Pck 5 Stk/Pck 5 Stk/Pck 10 Stk/Pck 10 Stk/Pck 10 Stk/Pck 5 Stk/Pck

Produkt	Hersteller	Größe/Artikelnummer	Packung
Jodgaze:			
Inadine®	Johnson & Johnson Wound Management	5 x 5 cm: P 01481 9,5 x 9,5 cm: P 01491	25 Stk/Pck 10 Stk/Pck
Betaisodona® *Wundgaze*	Mundipharma	10 x 10 cm PZN: 2754594	10 Stk/Pck
V.A.C.®-Therapie:			
Pumpen	KCI	V.A.C.® ATS/freedom	
Folien/Schwämme	KCI	GranuFoam Small Dressing Kit (10 x 7,5 x 3,3 cm): M 6275051	10 Stk/Pck
		GranuFoam Medium Dressing Kit (18 x 12,5 x 3,3 cm): M 6275052	10 Stk/Pck
		GranuFoam Large Dressing Kit (26 x 15 x 3,3 cm) M 6275053	10 Stk/Pck
		T.R.A.C. VersaFoam Dressing (10 x 15 x 1 cm) M 6275067	10 Stk/Pck
		V.A.C. Folie (30,5 x 26 cm) M 6275009	10 Stk/Pck
Exsudatbehälter		V.A.C® ATS™ Kanister V.A.C.® freedom™ Kanister	5/10 Stk/Pck 5/10 Stk/Pck
Aktive Wundauflagen:			
Hyaloronsäure			
Hyalogran®	Convatec	Stk à 2 g: 969311	5 Stk/Pck
Hyalofill® *F*	Convatec	5 x 5 cm: 969713 Tamponade 0,25 g: 969751	3 Stk/Pck 1 Stk/Pck
Wundausgleichende und schützende Matrix			
Promogran®	Johnson & Johnson Wound Management	28 cm²: M770285 123 cm²: M771235	5 Stk/Pck 5 Stk/Pck
Promogran Prisma®		28 cm²: PS2028 123 cm²: PS2123	10 Stk/Pck 10 Stk/Pck

Produkt	Hersteller	Größe/Artikelnummer	Packung
Wachstumsfaktor:			
Regranex Gel®	Johnson & Johnson Wound Managment	15 g	
Madentherapie	BioMonde Laboratories	Sonderbestellung	50–300 Maden/Biobag
Antiseptika:			
Lavasept® 0,2 % Lösung	Fresenius Kabi	**Apotheke:** 250 ml 500 ml	
Prontosan® (Polihexanid)	B. Braun	40 ml Amp 350 ml 350 ml	6 Stk/Pck 1 Stk/Pck 10 Stk/Pck
Lavasept® Gel		**Apotheke**	
Prontosan® Gel	B. Braun	30 ml: 400505	1 Flasche
Octenisept® Lösung	Schülke & Mayr	1000 ml	1 Flasche
Betaisodona® Lösung	Mundipharma	100 ml 1000 ml	1 Flasche 1 Flasche
Betaisodona® Salbe	Mundipharma	30 g 250 g	1 Tube 1 Tube
Jodosorb® Salbe	Smith & Nephew	20 g: 66011270 40 g: 66011250	1 Stk/Pck 1 Stk/Pck
Jodosorb® Mikro Pellets	Smith & Nephew	25 g: 66011130 50 g: 66011080	1 Stk/Pck 1 Stk/Pck
Hautschutz:			
Cavillon® Lolly	3M	1,0 ml: 3343E 3,0 ml: 3345E	25 Stk/Pck 25 Stk/Pck

Es sind nicht alle Produkte aufgeführt, die auf dem deutschen Markt verfügbar sind.

Organisationen

- Deutsche Gesellschaft für Wundheilung und Wundbehandlung e.V.
  Glaubrechtstr. 7
  35392 Gießen
  Tel.: 0641 6868518
  Fax: 0641 6868517
  www.dgfw.de

- Initiative Chronische Wunden
  Kuhtor 2
  37170 Uslar
  Tel.: 05571 3029315
  Fax: 05571 3029319
  www.icwunden.de

- Arbeitsgemeinschaft der Wissenschaftlichen Medizinischen Fachgesellschaften
  (AWMF)
  www.uni-duesseldorf.de/WWW/AWMF/awmfmemb.htm

- Arbeitsgemeinschaft Wundheilung der Deutschen Dermatologischen Gesellschaft
  Geschäftsstelle Deutsche Dermatologische Gesellschaft
  Robert-Koch-Platz 7
  10115 Berlin
  www.derma.de/agw

- Deutsche Diabetes Gesellschaft
  Bürkle-de-la-Camp-Platz 1
  44789 Bochum
  Tel.: 0234 97889-0
  Fax: 0234 97889-21
  www.deutsche-diabetes-gesellschaft.de/

- Wundforum International (WFI)
  Gerhard Kammerlander
  Schützenstr. 99
  CH 8424 Embrach
  www.wfi.ch

- Wundnetz Deutschland
  www.wundnetz.de

- Deutscher Pflegeverband (DPV)
  Mittelstr. 1
  56564 Neuwied
  Tel.: 02631 838 8-0
  Fax: 02631 8388-20
  www.dpv-online.de

- European Tissue Repair society (ETRS)
  www.etrs.org

- Schweizerische Gesellschaft für Wundbehandlung
  www.safw.ch/links.htm

- Austrian Wound Association
  www.a-w-a.at

- European Wound Management Association
  www.ewma.org

- Wound, Ostomy and Continence Nurses Society
  www.wocn.org

- World Wide Wounds
  www.worldwidewounds.com

- Agency for Healthcare Research and Quality (AHRQ)
  www.ahrq.gov

- Registered Nurses Association of Ontario
  www.rnao.org

- Verband Deutscher Podologen
  www.podologen.de

Weiterhin verfügen einige Hersteller über Homepages:

www.bbraun.de
www.convatec.com
www.hartmann.info
www.jnj.com
www.kci.de
www.molnlycke.net
www.mundipharma.de
www.schuelke-mayr.com
www.smith-nephew.com

Fachzeitschriften:

- Zeitschrift für Wundheilung (mhp Verlag)
- Zentralblatt für Chirugie
- Zeitschrift für Herz-, Thorax- und Gefäßchirurgie
- International wound journal (Blackwell Publishing)
- Advances in Skin and Wound Care
- Advances in Wound Care
- Decubitus
- International journal of lower extremity wound
- Journal of Wound, Ostomy and Continence Nurses Society
- Wounds

- Wound Repair and Regenaration
- Journal of Wound Care
- Ostomy Wound Management
- Journal of Tissue Viability
- British Journal of Community Nursing

Begriffserläuterungen

Abszess: Umschriebene Ansammlung von Pus (Eiter) in einem Gewebe als Symptom einer akuten oder chronischen lokalen Infektion

Analgesie: Lindern der Schmerzen, ohne das Bewusstsein zu beeinträchtigen

Antibiotika: Aus lebenden Organismen synthetisierte Substanz, die Mikroben oder Bakterien töten oder am Wachstum hindern kann

Antimikrobiell: Substanz, die zur Keimreduzierung von Mikroben oder Bakterien benutzt wird (Jod oder Silber)

Antiseptikum: Abkömmling eines Desinfektionsmittels mit antimikrobieller Wirkung; zur Anwendung auf Haut und Schleimhäuten

ABPI Index (Ankle Arm Blood Pressure Index): Verhältnis zwischen brachialem systolischem Druck und systolischem Fußpulsdruck. Indikator für die arterielle Perfusion. Der Normwert liegt bei 1,0 (Blutdruck oberer Extremitäten wird mit Knöcheldruck unterer Extremitäten verglichen; Patienten sollten zehn bis 20 Minuten flach liegen, Beine auf Herzniveau, RR-Messung beider Arme, an beiden Füßen Messung des tibialis posttterior und dorsalis pedis-Druckes (RR-Manschette ca. zwei Zentimeter oberhalb der Knöchel, Doppler 45°). Der höchste gemessene rechte Fußdruck wird durch den höchsten gemessenen Armdruck geteilt und der höchste gemessene Wert des linken Fußes durch den höchsten gemessenen Armdruck geteilt (ABPI = höchster gemessener Wert des jeweiligen Beines/höchster gemessener Druck beider Arme); ABPI Index über 1,2 und unter 0,8 ist pathologisch und erfordert eine weitere Abklärung durch diagnostische Maßnahmen oder den Gefäßchirurg.

Achtung: Bei Patienten mit Nierenversagen oder Mediasklerose sind falsche Messergebnisse möglich. Die Ergebnisse des ABPI Index sind nur Richtwerte. Auch ein normaler Wert schließt Erkrankungen des Gefäßsystems nicht aus.

Arbeitsdruck (Kompressionstherapie): Druck, der durch den Kompressionsverband während einer Bewegung auf das Gefäßsystem ausgeübt wird

Atrophie blanche: Weiße atrophische Läsionen meist in Verbindung mit einer Erkrankung des venösen Systems

Auflagedruck: Kraft, die auf einen Bereich zwischen Körper und Auflagefläche ausgeübt wird

BMI (Body Mass Index): Körpergewicht in Kilogramm dividiert durch die Körpergröße in Quadratmeter

Charcot: Chronische progressive degenerative Erkrankung, charakterisiert durch Schwellung, Instabilität, Erwärmung und Knochendeformität vor allem des Fußes

Débridement: Entfernung von devitalisiertem Gewebe oder Fremdmaterial aus der Wunde. Die favorisierten Methoden sind chirurgisches, autolytisches, mechanisches oder biochirurgisches Débridement

Dehiszenz: Auseinanderklaffen der Wundränder nach chirurgischen Eingriffen

Dermatoliposklerose: Verhärtung des subkutanen Gewebes

Distal: Weit enfernt vom Körperstamm

Doppler Ultraschall: Nutzung von Hochfrequenzschall zum Auffinden und Messen des Blutflusses

Dorsal: Rückseite eines Körperteils

Druckentlastung: Konstante Reduzierung des Auflagedrucks unter den Kapillarverschlussdruck von 25 mmHg

Druckreduktion: Reduzierung des Auflagedrucks zwischen Körperoberfläche und Auflagefläche; Druck wird nicht konstant unter dem Kapillarverschlussdruck gehalten

Druckreduzierende Auflage: Auflage, die den Druck im Vergleich zu einer gewöhnlichen Auflage reduziert, aber nicht konstant den Druck unter dem Kapillarverschlussdruck hält

Druckentlastende Lagerung: Veränderung der Körperhaltung, die druckentlastend auf Gewebe über Knochenvorsprüngen wirkt. Das Ziel ist die Gewebereperfusion und Verhinderung von Gewebsnekrosen. Spezielle Lagerungstechniken und die Häufigkeit der Wechsel sollten individuell an den Patienten angepasst werden

Duplex Ultraschall: Kombination zwischen Ultraschall und farbigem Doppler, um eine Vorstellung von den Gefäßen und der Blutströmung in den Gefäßen zu bekommen (Goldstandard bei der Erhebung des venösen und arteriellen Status)

Epithelisation: Stadium der Wundheilung. Epithelzellen bewegen sich über die Oberfläche der Wunde aufeinander zu. Während dieses Stadiums erscheint das Epithel rosa

Erythem: Rötung der Haut

Wegdrückbares Erythem: Rötung, die weiß wird, wenn Druck durch einen Finger ausgeübt wird

Nicht wegdrückbares Erythem: Rötung bleibt trotz Fingerdrucks bestehen. Ein solches Erythem ist an druckbelasteten Stellen ein Symptom von Dekubitus Stadium 1 (nach Panel)

Fascie: Fibrinöses Gewebe, das tief unter der Haut liegt und Muskeln sowie die visceralen Organe umschließt

Fibrin: Protein, das zur Blutstillung dient und aus Fibrinogen unter Einwirkung von Thrombin gebildet wird

Granulation: Stadium der Wundheilung; rotes, feuchtes Gewebe, das neue Blutgefäße, Kollagen, Fibroplasten und inflammatorische Zellen beinhaltet, füllt den Wundgrund auf und ist Grundvoraussetzung für die Epithelisation

Granulozyten: Untergruppe der Leukozyten

Heilung: Dynamischer Prozess, der die anatomische und funktionale Wiederherstellung von Gewebe beinhaltet. Dieser Prozess kann gemessen und überwacht werden

Man unterteilt zwischen **primärer Heilung** (Verschluss und Heilung von Wunden, die mit Nähten oder Steristrips versorgt wurden) und **sekundärer Heilung** (Verschluss und Heilung einer Wunde durch Bildung von Granulation und Epithelgewebe)

Hyperkeratose: Überschuss an verhorntem Epithelgewebe auf der Haut

Infektion: Anwesenheit von Bakterien oder Mikroorganismen in hoher Quantität (10^6), so dass Gewebe zerstört oder die Wundheilung gestoppt wird

Ischämie: Defizit in der Blutversorgung von Gewebe, das häufig zu einer Gewebsnekrose führt

Kolonisierte Wunde: Vorhandensein von Bakterien in der Wunde ohne Anzeichen einer Infektion (eitriges Exsudat, Geruch oder Rötung der Wundränder oder -umgebung)

Kompressionswickel: Gezielte Ausübung von Druck durch elastische Binden

Lateral: Seitlich

Lymphödem: Eiweißreiches teigiges Ödem infolge angeborener Störung oder erworbenen Verschlusses von Lymphbahnen mit chronischer Lymphstauung

Makrophagen: Blutbestandteil, speichern kleine Fremdkörper und Zelltrümmer

Mangelernährung (Malnutrition): Schlechter Ernährungszustand, z. B. infolge inadäquater Diät oder ungenügender Resorption

Mazeration: Zerstörung der Epidermis durch zu langes Einwirken von Feuchtigkeit

Medial: Nah am Körperstamm

Mikrobielle Besiedlung einer Wunde:

- Saubere Wunde: frei von bakterieller Proliferation
- Kontaminierte Wunde: bakterielle Besiedlung der Wunde ohne Proliferation
- Kolonisierte Wunde: Vorhandensein und Proliferation von Bakterien, ohne Einfluss auf die Wunde
- Infektion: Vorhandensein von Keimen, die proliferieren und die Wundheilung verhindern; Rötung, Schwellung, Überwärmung, Exsudation, Schmerz, eingeschränkte Funktion

MRSA: Methicillin-resistenter Staphylococcus aureus ist eine Art von Bakterium, das gegen viele Gruppen von Antibiotika resistent ist

Nekrose: Hartes, lederiges, devitalisiertes Gewebe als Resultat einer reduzierten oder inadäquaten Blutversorgung oder Nährstoffmangels

Osteomyelitis: Knocheninfektion, die lokal beschränkt oder generalisiert sein kann

Palmar: Hohlhandseitig

Plantar: Die Fußsohle betreffend

Phagozytose: Aktive Aufnahme unbelebter oder belebter Partikel in das Innere einer Zelle (Phagozyt) zwecks Nahrungsaufnahme oder zur Eliminierung von Fremdelementen wie Bakterien, Zellen, nekrotischem Gewebe; Mechanismus der unspezifischen Infektabwehr

Photoplethysmografie: Nutzung von Infrarotlicht zur Darstellung des Blutvolumens in der Mikrozirkulation

Proliferation: Vorgang des Wachstums, Nachkommenschaft, Vermehrung

Ruhedruck (Kompressionstherapie): Druck, der durch den Kompressionsverband in Ruhe auf das Gefäßsystem ausgeübt wird

Stauungsdermatitis: Stauungsekzem, ekzematöse Hautveränderung (Rötung, Schuppung, Juckreiz) als Komplikation einer venösen Insuffizienz mit Zeichen eines Ödems, Hyperpigmentierung und manchmal einer chronischen Entzündung

Strike through: Exsudat wird an der Schaumverbandoberfläche sichtbar

Trochanter: Knochenvorsprung am oberen Bereich des Femurs (Oberschenkel)

Ulcus cruris arteriosum: Häufig an Zehen oder im Fußbereich auftretende Ulcerationen aufgrund einer mangelhaften arteriellen Gefäßversorgung

Ulcus cruris mixtum: Ein durch das gleichzeitige Bestehen einer pAVK und einer chronisch venösen Insuffizienz entstandenes Ulcus

Ulcus cruris venosum: Meist im unteren Bereich des Unterschenkels auftretende Ulcerationen bei Patienten mit chronisch venöser Insuffizienz

Unterminierung: Bildung eines Hohlraums unter der Hautoberfläche, der nur durch einen kleinen Bereich mit der Oberfläche verbunden ist

Venöse Insuffizienz: Obstruktion des Rückflusses; Versagen oder Ausfall der Muskelpumpe oder Klappendefekte, das den Rückfluss des Blutes verhindert und eine nicht vollständige Entleerung des venösen Systems in den unteren Extremitäten zur Folge hat

Wachstumsfaktor: Protein, das die Proliferation, Bewegung, Reifung und biosynthetische Aktivität von Zellen steuert

Wundreinigung: Entfernung von nekrotischem Gewebe, Schmutz und überschüssigem Exsudat

Zellmigration: Bewegung der Zellen im Wundheilungsprozess

Anmerkungen

1   Blank, I.: Wundversorgung und Verbandwechsel. Kohlhammer Verlag, 2001, S. 3

2   Lippert, H.: Wundatlas. J.A. Barth Verlag, 2001, S. 22

3   Smola H.: Eming S.A., Hess S., Werner S., Krieg T.: Wundheilung und Wundheilungsstörungen – Moderne Konzepte zur Pathophysiologie und Therapie. Deutsches Ärzteblatt 2001, 98, Seite 2400–2406
Eming S.A., Smola H., Krieg T.: The treatment of chronic wounds: current concepts and future aspects. Cells Tissues Organs 2002, 172, Seite 105–117
Scharffetter-Kochanek K., Schüller J., Meewes C., Hinrichs R., Eich D., Eming S.A., Wenk J., Wlaschek M.: Das chronisch venöse Ulcus cruris – Pathogenese und Bedeutung des aggresiven Mikromilieus. Journal der Deutschen Dermatologen Gesellschaft 2003, 1, Seite 58–67

4   Sedlarik, K.M.: Unterkühlung – Gefahr für die Wunde? Klinik Magazin 92 (7) Seite 23–24

5   Sedlarik, K.M.: Wundheilung. Gustav Fischer Verlag, 2. Auflage 1993, Seite 155–158

6   Faller, N.A.: Clean versus sterile: areview of the literature. Ostomy Wound Management 05/1999 Vol 45 (5) Seite 56–68

7   AWMF online-Empfehlungen der Krankenhaushygiene; AWMF-Leitlinien-Register Nr. 029/031 Entwicklungsstufe 1+IDA ; 2/04: www.uni-duesseldorf.de/WWW/AWMF/II/029-031.htm

8   Krasner, D.: The AHCPR pressure ulcer infection control recommendations revisited. Ostomy Wound Managmenet 1999, 45 (1A Suppl.) Seite 88S–91S

9   Clinical Resource Efficiency Support Team: Guidelines on the general principles of caring for patients with wounds. CREST Sekretariat 1998 www.crestni.org.uk/publications/wounds.pdf Stand 12/04

10   Ministry of Health Nursing Department: Nursing Management of Pressure Ulcers in Adults. Nursing Clinical Practice Guidelines, 2001, S. 17 (Lagemo et.al.)

11   Plassman, P., Peters, J.M.: Recording wound care effectiveness. Journal of Tissue Viability; 12:1,2001, S. 24–28
Samad, A. et al: Digital imaging versus conventional contact tracing for the objektive measurement of venous leg ulcers. Journal of Wound Care; 11:4, 2002, S. 137–140

12   Lippert, H.: Praxis der Chirurgie. Thieme Verlag, 1998, S. 205

13   O'Brien, M.: Exploring methods of wound debridement. Br. J. Community Nurse 7(12 suppl.), 2002, S. 10–18

14   Ministry of Health Nursing Clinical Practice Guidelines: Nursing Management of Pressure Ulcers in Adults. 2001 www.moh.gov.sg/cmaweb/attachments/publication/pu_mgt_0.pdf Stand 12/04

15   Falabella, A.: Debridment of Wounds. Wounds 1998, 10 (Supplement C) Seite 1C–9C

16   Lippert, H.: Praxis der Chirurgie. Thieme Verlag, 1998, S. 205

17   Douglass, J.: Wound Bed Preparation: a systematic approach to chronic wounds. British Journal of Community Nursing Wound Care Supplement, 6/2003

18   Agren: An amorphes hydrogel enhances epithelialisation or wounds, Acta Derm Venereol 78(2), 1998, S. 119–122

19   Falanga, V. New Therapeutic Approaches in Wound Healing. A Compendium of clinical Research and Practice. Wounds, 2002, 14(2), Seite 47–57

20   Fernandez, R., Griffiths R., Ussia C; Water for wound cleansing ,The Cochrane Library Issue 1 /2004, Stand 3/2004, www.Cochrane.org/cochrane/revabstr/ab0003861.htm–8k

21   Dow et al.: Infection in chronic wounds. In: Ostomy Wound Man 45(8), 1999, S. 23–40

22   Bienstein, C., Schröder, G.; Braun, M., Neander, K.D.: Dekubitus. Thieme Verlag, 1997, S. 193

23   Lippert, H.: Praxis der Chirurgie. Thieme Verlag, 1998, S. 206

24   Grassberger, M.; Fleischmann, W.; The biobag: New device for the application of medicinal maggots. Dermatology 2002; 204:306

25   Dräger, E., Winter H., Surgical debridement versus enzymatic debridement – benefits and drawbacks. In: Baharestani M., Vanscheidt W., The clinical relevance of debridement, Springer Verlag 1999

26   Paul, E., Wundheilung unter Iruxol, Fortschr. Medizin, 1990, 35

27   König, M., Vanscheidt W. et al.: Enzymatic versus autolytic debridement of chronic leg ulcers: a prospetive randomised trial. Journal of Wound Care, 14 (7) Seite 320–323

28 Kramer, A., Adrien, V., Rudolph, P., Kühl, H.: In-vitro-Prüfung der Verträglichkeit ausgewählter antiseptischer Wirkstoffe bzw. Präparate. In: Möglichkeiten und Perspektiven der Klinischen Antiseptik (Hrsg.: Kramer, A., Wendt, M., Werner, H.P.) Verlag mhp, Wiesbaden, 1995, S. 41–48
    Bischoff, M., Beck, A.: Die infizierte Wunde – Therapieempfehlungen zum Einsatz von Antiseptika. In: Hartmann Wundforum, 2/2001, S. 10–15
    Konsensusempfehlung zur Auswahl von Wirkstoffen für die Wundantiseptik

29 Bischoff, M., Beck, A.: Die infizierte Wunde. Hartmann Wundforum, 2/2001, S. 12

30 Konsensusempfehlung zur Auswahl von Wirkstoffen für die Wundantiseptik

31 Kramer, A. et al.: Indikationen und Wirkstoffe zur antiinfektiösen Therapie sekundär heilender Wunden Möglichkeiten und Grenzen. Medizin & Praxis Spezial Wundheilungstörungen

32 Lippert, H.: Der Wundatlas. Barth Verlag, 2001, S. 54
    Läuchli, S., Hafner, J., Brunner, U.: SAfW Wundpflege-Kompendium (Hrsg.: Swiss Association for Wound Care). (Stand 04/2004) In: www.safw.ch/wundheilung.htm
    Leitlinie der Deutschen Gesellschaft für Physikalische Medizin und Rehabilitation: AWMF Leitlinie Register Nr.: 036/005. (Stand 04/2004) In: www.uni-duesseldorf.de/WWW/AWMF/11/phymed05.htm

33 Kühnen, E. et al.: Qualitätsstandards in der mikrobiologisch-infektiologischen Diagnostik MIQ 6, Infektionen der Haut und der subkutanen Weichteile. Urban & Fischer, München – Jena, 1999

34 Registered Nurses Association of Ontario (RNAO): Nursing Best Practice Guideline: Assessment & management of stage I to IV pressure ulcers. 2002 (Stand 03/2004) In: www.rnao.org/bestpractices/index.asp

35 Sedlarik, K.: Wundheilung. Gustav Fischer Verlag, 1993, Seite 312

36 Dekubitusprävention. Evidenzbasierte Leitlinie des Wissensnetzwerkes »evidence.de« der Universität Witten /Herdecke. (Stand 04/2004) In: www.patientenleitlinien.de/Dekubitus/dekubitus.html

37 Lippert, H.: Der Wundatlas. Barth Verlag, 2001, S. 125
    European Pressure Ulcers Advisory Panel: European Pressure Ulcers Advisory Panel Treatment Guidelines (Stand 04/2004) In: www.epuag.org/gltreatment.html
    Initiative chronische Wunden e.V.: Leitlinie Dekubitus 2003, Mugler Druck

38 Robert Koch Institut, Gesundheitsberichterstattung des Bundes, Heft 12

39 Registered Nurses Association of Ontario (RNAO): Nursing Best Practice Guideline: Assessment & management of stage I to IV pressure ulcers. 2002 (Stand 03/2004) In: www.rnao.org/bestpractices/index.asp

40 Ministry of Health Nursing Clinical Practice Guidelines: Nursing Management of Pressure Ulcers in Adults. 2001 www.moh.gov.sg/cmaweb/attachments/publication/pu_mgt_0.pdf Stand 05/04

41 AHCPR Supported Clinical Practice Guidelines: Treatment of Pressure Ulcers. Guideline No. 15, AHCPR Publication No. 95-0652, 1994 www.ncbi.nlm.nih.gov/books/bv.fcgi?rid=hstat2.chapter.5124 Stand 05/04

42 AWMF Leitlinie Dekubitus Therapie und Prophylaxe; AWMF Leitlinien Register Nr. 036/005 www:uni-duesseldorf.de/WWW/AWMF/II/index.html Stand April/04

43 Van Rijswijk, L., Braden J.: Pressure Ulcer Patient and Wound Assessment: An AHCPR Clinical Practice Guideline Update. Ostomy Wound Management 1999, 45 (Suppl 1A) Seite 56S–67S

44 Braden, B., van Rijswik L.: Pressure Ulcer Patient and Wound Assessment: An AHCPR Clinical Guideline Update. Ostomy Wound Management 1999, 45 (Suppl 1A) Seite 56S–67S

45 Ovington, L.: Dressings and adjunctive therapies: AHCPR guidelines revisted. Ostomy Wound Management, 1999 45 (Suppl 1A) Seite 94S–106S

46 Bradley, M., Cullum N. et al.: Systematic review of wound care management: (2) Dressingand topical agents used in the healing of chronic wounds. Health Technology Assessment 1999, 3 (17) Seite 1–136

47 Day, A. et al.: Managing sacral pressure ulcer with hydrocolloid dressings: Results of a controlled, clinical study. Ostomy Wound Managmenet 1995, 41 (2) Seite 52–56

48 Sapico, F.L. et al.: Quatitative microbiology of pressure sores in different stages of healing. Diagnostic Microbiology and Infectious Disease 1986 5(1) Seite 31–38

49 Cullum, N. et al.: Beds, mattressess and cushions for pressure sore prevention and tretment. Nursing Times 2001, 97(19) Seite 41; The Cochrane database of systemic reviews 2000

50 Maklebust, J.: Choosing the Right Support Surface. Advances in Skin & Wound Care 2005, 18 (3) Seite 158–161

51 Ferrell, A., et al: A randomized trial of low-air-loss beds for treatment of pressure ulcers. Journal of the American Medical Association, 1993 269(4) Seite 494–497

52 Cullum, N. et al.: Beds, mattressess and cushions for pressure sore prevention and trestment. Nursing Times 2001, 97(19) Seite 41; The Cochrane database of systemic reviews 2000

53 Ferrell, A. et al: A randomized trial of low-air-loss beds for treatment of pressure ulcers. Journal of the American Medical Association, 1993 269(4) Seite 494–497

54 Maklebust, J.: Choosing the Right Support Surface. Advances in Skin & Wound Care 2005, 18 (3) Seite 158–161

55 Wall, S. et.al.: Development of an Evidence-based Specialty Support Surface Decision Tool. Ostomy Wound Management 2005, 52 (2) Seite 80–86

56 Clark, M. et al.: Evidence-based practice and support surfaces: are we throwing the baby out with the bath water? Journal of Wound Care 2005, 14 (10) Seite 455–458

57 Weaver, V., McCausland D.: Revised Medicare Policies for Support Surfaces: a review. Journal of Wound Ostomy Continence Nurs. 1998, 25 (1) Seite 26–35

58 Mackey, D.: Support Surfaces: Beds, mattressess, Overlays-Oh My! Nursing Clinics of North America 2005 (40) Seite 251–265

59 Edsberg, L., Zulkowski K.: The NPAUP Support Surface Initiative. Advances in Skin & Wound Care 2005, 18 (3) Seite 164–166

60 Consortium for Spinal Cord Medicine: Pressure ulcer in adults: prediction and prevention; treatment of pressure ulcer. 2002 www.guideline.gov./browse/guideline_index.aspx Stand 12/04

61 Bienstein, C., Schröder, G.; Braun, M., Neander, K.D.: Dekubitus. Thieme Verlag, 1997, S. 107 ff., S. 171

62 Cullum, N. et al.: Beds, mattressess and cushions for pressure sore prevention and trestment. Nursing Times 2001, 97(19) Seite 41; The Cochrane database of systemic reviews 2000

63 Consortium for Spinal Cord Medicine: Pressure ulcer in adults: prediction and prevention; treatment of pressure ulcer. 2002 www.guideline.gov./browse/guideline_index.aspx Stand 12/04

64 Bienstein, C., Schröder, G.; Braun, M., Neander, K.D.: Dekubitus. Thieme Verlag, 1997, S. 139

65 Baatenburg de jong H., Admiraal H.: Comparing cost per use of 3M Cavilon No Sting Barrier Film with zinc oxid oil in incntinent patients. Journal of Wound Care 2004, 13 (9) Seite 398–400

66 Williams, C.: 3M Cavilon Durable Barrier Cream in skin problem management. British Journal of Nursing 2001, 12–25; 10(7) Seite 469–472

67 AWMF Leitlinie Dekubitus Therapie und Prophylaxe, AWMF Leitlinien Register Nr.036/005 Stand April/04 www:uni-duesseldorf.de/WWW/AWMF/II/index.html

68 European Pressure Ulcer Advisory Panel: Nutritional Guidelines for Pressure Ulcer Prvention and Treatment 2005 www.epuag.org/guidelines/german_nutritional_guidelines.pdf Stand12/05

69 Deutsche Gesellschaft für Ernährungsmedizin e.V. www.dgem.de/ernaehrungsteams Stand 12.2005

70 Black, AE., Coward WA., Cole TJ., Prentice AM., Humen energy expenditure in affluent societies: an analysis of 574 doubly-labelled water measurements; European Journal of Nutrition, 1996 , 50 (20) Seite 72–92 Vetta, F., Ronzoni, S., Taglieri, G., Bollea, MR;, The impact of malutrition on the quality of life in the elderly; Official Journal of the European Society of parenteral and enteral Nurtition Band 18; Heft 5, 1999, S. 259–267

71 Deutsche Gesellschaft für Ernährung: Referenzwerte für die Nährstoffzufuhr. Umschau Braus Verlag, 2000, Seite 230–232

72 Flieger R., Schelberger M., Meiners Th.: Aktueller Stand der Dekubitusbehandlung. Notfall & Hausarztmedizin 2004, Vol 30; Seite 360–368

73 Deutsche Diabetes Gesellschaft (DDG): Diagnostik, Therapie, Verlaufskontrolle und Prävention des diabetischen Fußsyndroms. 2004 www.deutsche-diabetes-gesellschaft.de/ Stand 12/04

74 Boulton, A.J.: Clinical presentation an management of diabetic neuropathy and foot ulceration. Diabetes Medicine 1991, 8 (Spec. No.), Seite S52–S57

75 Moffatt CJ, Oldroyd MI, Greenhalgh RM.: Palpating ankle pulses is insufficient in detecting arterial insufficiency in patients with leg ulceration. In: Phlebology, 1994, 9, S. 170–172

76 Boulton et al.: Guidelines for the Diagnosis and Outpatient Management of Diabetic Peripheral Neuropathy. Diabet Med 1998; 15, Seite 508–514

77 Alqvist et al.: Long-term prognosis for diabetic patients with foot ulcers. Journal Int Med 1993; 233, Seite 85–491

78 Internationaler Konsensus über den Diabetischen Fuß, Leitlinien für die Praxis, Kirchheim & Co GmbH, 1999, Seite 17 ff.

79 Ambrosch, A. et al.: Mikrobiologische Aspekte und rationelle antibiotische Therapie des diabetischen Fußsyndroms. Medizinische Klinik 2003, 98 (5) Seite 259–265

80 Registered Nurses Association of Ontario (RNAO): Assessment and management of foot ulcers for people with diabetes. 2005, www.rnao.org/bestpractice/completed_guidelines/BPG_C5_assess_Manage_Foot_ulcers.asp Stand 08/05

81 Falanga, V. et al.: Prognostic factors for healing of venous and diabetic ulcers. Wounds, 2000, 12 (Suppl A) Seite 42A–46A

82 Boulton, A.J.: Clinical presentation and management of diabetic neuropathy and foot ulceration. Diabetes Medicine 1991, 8 (Spec. No.), Seite S52–S57

83 Oyibo et al.: A comparison of two diabetic foot ulcer classification systems: the Wagner and the University of Texas wound classification systems. In: Diabetes Care 2001; 24 (1): 84–88

84 Wagner, FW.: The dysvascular foot: A system für diagnosis and treatment. Foot Ankle 1981, 2, Seite 64–122

85 National Institute for Clinical Excellence (NHS): Type 2 diabetes. Prevemtion and management of foot problems. 2004. www.guideline.gov/about/inclusion.aspx Stand 07/04

86 Registered Nurses Association of Ontario (RNAO): Assessment and management of foot ulcers for people with diabetes. 2005, www.rnao.org/bestpractice/completed_guidelines/BPG_C5_assess_Manage_Foot_ulcers.asp Stand 08/05

87 American Diabetes Association: Consensus Development Conference on Diabetic Foot Wound Care. Diabetes Care 1999;22, Seite 1345–1360

88 Saap L.J. et al.: Débridement performance index and ist correlation with complete closure of diabetic foot ulcers. Wound Repair and Regeneration, 2003, 10(6) Seite 354–359

89 American Diabetes Association: Consensus Development Conference on Diabetic Foot Wound Care. Diabetes Care 1999; 22, Seite 1345–1360

90 Ambrosch, A. et al.: Mikrobiologische Aspekte und rationelle antibiotische Therapie des diabetischen Fußsyndroms. Medizinische Klinik 2003, 98 (5) Seite 259–265

91 Winter, G.D.: Fomation of the scab and the rate of epithelialization of superficial wound in the skin of young domestic pig. Journal of Wound Care 1995, 4 (8) Seite 366–367

92 Harding, K.G. et al.: Topical treatment: wich dressings to choose. Diabet Metab Res Rev, 2000, 16 (Suppl. 1) Seite 47–50

93 Internationaler Konsensus über den Diabetischen Fuß, Leitlinien für die Praxis, Kirchheim & Co GmbH, 1999, 5/99, S. 13

94 Registered Nurses Association of Ontario (RNAO): Assessment and management of foot ulcers for people with diabetes. 2005, www.rnao.org/bestpractice/completed_guidelines/BPG_C5_assess_Manage_Foot_ulcers.asp Stand 08/05

95 Lippert, H.: Der Wundatlas. Barth Verlag, 2001, S. 161

96 Chantelau et al.: Outpatient treatment of unilateral diabetic foot ulcers with half shoes. Diabetic Med 1993; 10, Seite 267–270

97 Armstrong et al.: Off-loading the diabetic foot wound: A randomised clinical trial. Diabetes Care 2001, Seite 1019–1022

98 Complince Netzwerk Ärzte HFI e.V:, Handlingsleitlinien für die ambulante Behandlung chronischer Wunden. Blackwell Wissenschafts-Verlag Berlin, 2001, S. 74
National Collaborating Centre for Primary Care: Clinical Guidelines for Type 2 Diabetes: Prevention and Management of Foot Problems. www.nice.org.uk/page (Stand 01/04)

99 Kunimoto et al.: Best Practices for the Prevention and Treatment of Venous Leg Ulcers. Ostomy/Wound Management, 2001; 47(2):34–50

100 New Zealand Guideline Group. Care of People with Chronic Leg Ulcers. An evidence based guideline. 1999 www.nzgg.org.nz/index.cfm Stand 07/04

101 AWMF Leitlinien: Leitlinie der Gesellschaft für Phlebologie: Diagnostik und Therapie des Ulcus cruris venosum. Register Nr. 037/009 www.awmf-leitlinien.de/ Stand 04/04

102 AHC Consilium (Austrian Health Communication) www.ahc-consilium.at/daten/ulkusderhaut.htm 2003, Stand 05/04

103 AWMF Leitlinien: Leitlinie der Gesellschaft für Phlebologie: Diagnostik und Therapie des Ulcus cruris venosum. Register Nr. 037/009 www.awmf-leitlinien.de/ Stand 04/04

104 Leitlinie Ulcus cruris venosum 2003. Initiative Chronische Wunden e.V., 3. Auflage, Mugler Druck, 2003

[105] Rabe, E. et al.: Bonner Venenstudie der Gesellschaft für Phlebologie. Phlebologie 2003, 32 Seite 1–14

[106] AWMF Leitlinien: Leitlinie der Gesellschaft für Phlebologie: Diagnostik und Therapie des Ulcus cruris venosum. Register Nr. 037/009 www.awmf-leitlinien.de/ Stand04/04

[107] Sieggreen, M.: Lower Extremity Arterial and Venous Ulcer. Nursing Clinics of North America 2005, 40 Seite 391–340

[108] Registered Nurses Association of Ontario (RNAO): Nursing Best Practice Guideline: Assessment and Management of venous leg Ulcers 2004 www.rnao.org/bestpractice/completed_guidelines/BPG_Guide_C4_leg_ulcers.asp Stand

[109] Moffat et al.: Palpating ankle pulses is insufficient in detecting arterial insufficiency in patients with leg ulceration. Phlebology 1994, 9 Seite 170 172

[110] Moffat et al.: Palpating ankle pulses is insufficient in detecting arterial insufficiency in patients with leg ulceration. Phlebology 1994, 9 Seite 170–172

[111] Wound Ostomy and Continence Nurses Society (WOCN): Guideline for managemenet of wounds in patients with lower-extremity arterial disease. 2002 www.guideline.gov/ Stand 07/05

[112] Handlungsleitlinien für die ambulante Behandlung des venösen und venös-arteriell gemischten Ulcus cruris. 1997 www.cnhfi.de/Ulcus_cruris.htm Stand 08/02

[113] Baldurson et al.: Venous leg ulcer and squammous cell carcinoma: a large-scale epidemological study. British Journal of Dermatology, 1995, 133 (4) , Seite571–574

[114] Etris, M.B. et al.: Evaluation of two wound measurement methods in a multicenter, controlled study. Ostomy Wound Management 1994, 40(7) Seite 44–48

[115] Stacey, M. et al.: Measurement of the healing of venous legulcer. Australia and New Zealand Journal of Surgery, 1991, 61, Seite 844–484

[116] Kunimoto et al.: Best Practices fort he Prevention and Treatment of Venous Leg Ulcers. Ostomy Wound Management 2001, 47(2) Seite 34–50

[117] Bradley, M. et al.: The débridement of chronic wounds: A systematic review. Health Technology Assessment 1999, 3 (27 Pt 1) Seite 1–78

[118] Nelson, E.A., Bradley M.D.: Dressings and topical agents for arterial leg ulcers, Cochrane Database Syst. Rev. 2003; (1):CD001836

[119] Centre for Evidence-Based Nursing (RCN): Clinical practice Guidelines: Mangament of patients with venousleg ulcers. 1998 www.rcn.org.uk:8080/query.html?qt=venous+leg+ulcers Stand 09/04

[120] Wilson, C.L. et al.: High incidence of contact dermatitis in leg-ulcer patients – implications for management. Clinical and Experimental Dermatology 1991, 16 (4), Seite 250–253

[121] Centre for Evidence-Based Nursing (RCN): Clinical practice Guidelines: Mangament of patients with venous leg ulcers. 1998 www.rcn.org.uk:8080/query.html?qt=venous+leg+ulcers Stand 09/04

[122] Kunimoto et al.: Best Practice for the Prevention and Treatment of Venous Leg Ulcers. Ostomy Wound Management 2001, 47 (2) Seite 34–50

[123] Handlungsleitlinien für die ambulante Behandlung des venösen und venös-arteriell gemischten Ulcus cruris. 1997 www.cnhfi.de/Ulcus_cruris.htm Stand 08/02

[124] Kunimoto et al.: Best Practice for the Prevention and Treatment of Venous Leg Ulcers. Ostomy Wound Management 2001, 47 (2) Seite 34–50

[125] Kunimoto, B: Management and Preventin of Venous Leg Ulvers: A Literature-Guided Approach. Ostomy Wound Management 2001, 47 (6) Seite 36–49

[126] Klyscz, T. et al.: Gefäßsport zur ambulanten Therapie venöser Durchblutungsstörungen der Beine. Hausarzt 1997, 48 (6) Seite 384–390

[127] Wienert, V. et al.: Leitlinie Phlebologischer Kompressionsverband. Phlebologie 2004, 4 Seite 131–134

[128] Cullum, N. et al.: Compression für venous leg ulcer. The Cochrane Database Syst. Rev 2001 (2) CD000265

[129] Dissemond, J.: Kompressionstherapie bei Patienten mit Ulcus cruris venosum. Deutsches Ärzteblatt 2005, 102 (41) Seite A2788–A2039

[130] Knight CA, Mc Culloch J.: A comparative study between two compression systems in the treatment of insufficiency leg ulcers. In: Handlungsleitlinien für die Ambulante Behandlung Chronischer Wunden, Blackwell Wissenschafts-Verlag Berlin, 2001, S. 17

[131] Kunimoto, B.: Management and Preventin of Venous Leg Ulvers: A Literature-Guided Approach. Ostomy Wound Management 2001, 47 (6) Seite 36–49

[132] Ramlet, A.: Compression therapy. Dermatol Surg 2002, 28(1) Seite 6–10

133 Kunimoto, B.: Management and Prevention of Venous Leg Ulcers: A Literature Guided Approach. Ostomy Wound Management 2001, 47(6) Seite 36–49

134 Cullum, N. et al.: Compression für venous leg ulcer. The Cochrane Database Syst. Rev 2001 (2) CD000265

135 Franks, P.J. et al.: Randomized trial of vohesive short-stretch versus foru-layer bandaging in the management of vebous ulceration. Wound Repair and Regeneration, 2004, 12 (2) Seite 157–162

136 Scriven et al.: A Prospective Randomised Trial of Four-Layer Versus Short Stretch Compression Bandages for the Treatment of Venous Leg Ulcers. In: Annals of the Royal College of England, 1998, 80, S. 215–220

137 Moffat et al.: Randomited trial of four-layer and two-layer bandage systems in the management of chronic venous ulcerations. Wound Repair And Regeneration, 2003, 11(3) Seite 166–171

138 Cullum, N. et al.: Compression für venous leg ulcer. The Cochrane Database Syst. Rev 2001 (2) CD000265

139 Sieggreen, M.: Lower Extremity Arterial and Venous Ulcers. Nursing Clinics of North America 2005, Seite 391–410

140 Nelson, E.A., Bradley M.D.: Dressings and topical agents for arterial leg ulcers, Cochrane Database Syst. Rev. 2003; (1): CD001836

141 Hampton, S.: Choosing the right dressings for managing arterial ulcers. Nurse Prescriber/Community Nurse September 2000, Seite 51–54

142 Leng et al.: Exercices for intermittent claudicatio. Cochrana Database Syst Rev 2000, (2), CD000990

143 Niezgoda et al.: The Management of Lower Extremity Wounds Complicatted by Acute Arterial Insufficiency and Ischemia. Ostomy Wound Management 2004, 50 (5A Suppl.) Seite 2–11

144 Mercier, D., Knevitt A.: Using topical aromatherapy fort he management of fungating wounds in a palliative care unit. Journal of Wound Care 2005, 14 (10) Seite 497–501

145 Brausewein, C. et al: Leitfaden Palliativmedizin, München, Jena 2004
Kern, M.: Palliativpflege – Richtlinien und Pflegestandards; Bonn 2000
Kern, M.: Zieldefinition in der Behandlung exulcerierender Wunden unter palliativen Gesichtspunkten. In: Metz, C. et al: Balsam für Leib und Seele. Pflegen in Hospiz- und palliativer Betreuung. Freiburg 2002

146 Konsensus der Deutschen und Österreichischen Gesellschaften für Wundbehandlung zur Vakuumversiegelung und V.A.C.®-Therapieeinheit 2003

147 Horch, R. E.: Grundlagen und Ergebnisse der Vakuumtherapie in der rekonstruktiven Chirugie. Zentralblatt für Chirurgie 2004, 129 (Suppl) Seite 2–5

148 Cowan et al.: Vacuum assisted wound closure of deep sternal infections in high risk patients after cardiac surgery. The Annals of Thoracic Surgery 2005, 80 (6) Seite 2205–2212

149 Fleischmann, W. et al.: Vacuum assisted wound closure after dermatofasciotomy of the lower extremity. Unfallchirurg 1996 (99) Seite 283–287

150 Willy, C., Gerngross H.: Der wissenschaftliche Hintergrund der Vakuumversiegelung – Eine Übersicht: Zentralblatt für Chirurgie 2004; 129:6

151 Morykwas et al.: VAC®; a new method for wound control and treatment ; animal studies and basic foundation. Ann Plast Surg 1997; 38:535–562

152 Fleischmann, W. et al.: Biochirurgie – Sind Fliegenmaden wirklich die besseren Chirurgen? Der Chirurg 1999, Vol. 70 Seite 1340–1346

153 Prete, P.E.: Growth effects of larval extracts on fibroblasts: mechanism for wound healing by maggot therapy: Life Science 1997; 60:505–510

154 Rufli, T.: Biochirurgie. Deutsches Ärtzeblatt 2002, 99 (30) Seite A2038-A2039

155 Steenvoorde, P., Jukema G.N.: The antimicrobial activity of maggots in-vivo results. Journal of Tissue Viability 2004, 14 (3) Seite 97–101

156 Dissemond, J., Kappermann, M.; Esser, S. et al: treatment of MRSA as part of biosurgical management of chronic leg ulcer; Hautarzt 2002; 53:608–612

157 Fleischmann, W.; Grassberger, M.; Sherman, R.: Maggot therapy: a handbook of maggot assisted wound healing; Thieme Verlag 2004

158 Steenvoorde, P. et al.: Maggots Debridement Therapy: Free-Range or Contained? An In-Vivo Study. Advances in Skin & Wound Care 2005, 18 (8) Seite 430–435

Literatur

AHCPR Supported Clinical Practice Guidelines: Treatment of Pressure Ulcers. Guideline No. 15, AHCPR Publication No. 95-0652, 1994. http://www.ncbi.nlm.nih.gov/books/bv.fcgi?rid=hstat2.chapter.5124 (Stand 05/04)

Agren: An amorphes hydrogel enhances epithelialisation or wounds. In: Acta Derm Venereol 1998; 78(2), S. 119–122

AHC Consilium (Austrian Health Communication) http://www.ahc-consilium.at/daten/ulkusderhaut.htm 2003, (Stand 05/04)

Alqvist et al.: Long-term prognosis for diabetic patients with foot ulcers. In: Journal Int Med 1993; 233, Seite 85–491

Ambrosch, A. et al.: Mikrobiologische Aspekte und rationelle antibiotische Therapie des diabetischen Fußsyndroms. In: Medizinische Klinik 2003; 98 (5), Seite 259–265

American Diabetes Association: Consensus Development Conference on Diabetic Foot Wound Care. In: Diabetes Care 1999; 22, Seite 1345–1360

Armstrong et al.: Off-loading the diabetic foot wound: A randomised clinical trial. In: Diabetes Care 2001; Seite 1019–1022

AWMF Online-Empfehlungen der Krankenhaushygiene AWMF-Leitlinien-Register Nr. 029/031 Entwicklungsstufe 1+IDA ; 2/04: http://www.uni-duesseldorf.de/WWW/AWMF/II/029-031.htm

AWMF Leitlinie der Deutschen Gesellschaft für Physikalische Medizin und Rehabilitation: AWMF Leitlinie Register Nr.:036/005. http://www.uni-duesseldorf.de/WWW/AWMF/11/phymed05.htm (Stand 04/2004)

AWMF Leitlinie Dekubitus Therapie und Prophylaxe AWMF Leitlinien Register Nr. 036/005. http://www:uni-duesseldorf.de/WWW/AWMF/II/index.html (Stand April/04)

AWMF Leitlinien: Leitlinie der Gesellschaft für Phlebologie: Diagnostik und Therapie des Ulcus cruris venosum. Register Nr. 037/009. http://www.awmf-leitlinien.de/ (Stand 04/04)

Baatenburg de jong, H., Admiraal, H.: Comparing cost per use of 3M Cavilon No Sting Barrier Film with zinc oxid oil in incntinent patients. In: Journal of Wound Care 2004; 13 (9), Seite 398–400

Baldurson, B. et al.: Venous leg ulcer and squammous cell carcinoma: a large-scale epidemological study. In: British Journal of Dermatology, 1995, 133 (4), Seite 571–574

Berg, D.: Die Folgen des Gesundheitsreformgesetzes. In: ZfW 1998; Heft 3, S. 12

BGH NJW.: 1972, S. 1520

BGH NJW.:1978, S. 2337–2339

BGH NJW.: 1983, S. 2080–2081

BGH MedR.: 1986, S. 324

BGH NJW.: 1987, S. 1482

Bienstein, C., Schröder, G.; Braun, M., Neander, K.D.: Dekubitus. Thieme Verlag 1997, S. 193

Bischoff, M., Beck, A.: Die infizierte Wunde – Therapieempfehlungen zum Einsatz von Antiseptika. In: Hartmann WundForum, 2/2001, S. 10–15

Black, A.E., Coward, W.A., Cole, T.J., Prentice, A.M.: Humen energy expenditure in affluent societies: an analysis of 574 doubly-labelled water measurements. In: European Journal of Nutrition, 1996; 50 (20), Seite 72–92

Blank, I.: Wundversorgung und Verbandwechsel. Kohlhammer Verlag 2001

Böhm, S.: Wird sich die Zahl der Diabetiker bis 2010 verdoppeln? In: Ärzte Zeitung, 11/1999, S. 21

Boulton, A.J.: Clinical presentation and management of diabetic neuropathy and foot ulceration. In: Diabetes Medicine 1991; 8 (Spec. No.), Seite S52–S57

Boulton et al.: Guidelines for the Diagnosis and Outpatient Management of Diabetic Peripheral Neuropathy. In: Diabet Med 1998; 15, Seite 508–514

Braden, B., van Rijswik, L.: Pressure Ulcer Patient and Wound Assessment: An AHCPR Clinical Guideline Update. In: Ostomy Wound Management 1999; 45 (Suppl 1A), Seite 56S–67S

Bradley, M., Cullum, N. et al.: Systematic review of wound care management: (2) Dressingand topical agents used in the healing of chronic wounds. In: Health Technology Assessment 1999; 3 (17), Seite 1–136

Bradley, M. et al.: The débridement of chronic wounds: A systematic review. In: Health Technology Assessment 1999; 3 (27 Pt 1), Seite 1–78

Bausewein, C. et al.: Leitfaden Palliativmedizin. Urban & Fischer 2004

Brobst, R. et al.: Der Pflegeprozess in der Praxis. Verlag Hans Huber 2006

Centre for Evidence-Based Nursing (RCN): Clinical practice Guidelines: Mangament of patients with venousleg ulcers. 1998. http://www.rcn.org.uk:8080/query.html?qt= venous+leg+ulcers (Stand 09/04)

Chantelau et al.: Outpatient treatment of unilateral diabetic foot ulcers with half shoes. In: Diabetic Med 1993; 10, Seite 267–270

Clark, M., et al.: Evidence-based practice and support surfaces: are we throwing the baby out with the bath water? In: Journal of Wound Care 2005; 14 (10) Seite 455–458

Clinical Resource Efficiency Support Team: Guidelines on the general principles of caring for patients with wounds. CREST Sekretariat 1998. http://www.crestni.org.uk/publications/wounds.pdf (Stand 12/04)

Complince Netzwerk Ärzte HFI e.V: Handlingsleitlinien für die ambulante Behandlung chronischer Wunden. Blackwell Wissenschafts-Verlag 2001, S. 74

Consortium for Spinal Cord Medicine: Pressure ulcer in adults: prediction and prevention; treatment of pressure ulcer. 2002. http://www.guideline.gov./browse/guideline_index.aspx (Stand 12/04)

Cowan, K.N. et al.: Vacuum assisted wound closure of deep sternal infections in high risk patients after cardiac surgery. In: The Annals of Thoracic Surgery 2005; 80 (6) Seite 2205–2212

Cullum, N. et al.: Beds, mattressess and cushions for pressure sore prevention and trestment. In: Nursing Times 2001; 97(19), Seite 41; The Cochrane database of systemic reviews 2000

Day, A. et al.: Managing sacral pressure ulcer with hydrocolloid dressings: Results of a controlled, clinical study. In: Ostomy Wound Management 1995; 41 (2) S. 52–56

Deutsche Diabetes Gesellschaft (DDG): Diagnostik, Therapie, Verlaufskontrolle und Prävention des diabetischen Fußsyndroms. 2004; http://www.deutsche-diabetes-gesellschaft.de/ Stand 12/04

Deutsche Gesellschaft für Ernährung: Referenzwerte für die Nährstoffzufuhr. Umschau Braus Verlag 2000, Seite 230–232

Dissemond, J.: Kompressionstherapie bei Patienten mit Ulcus cruris venosum. In: Deutsches Ärzteblatt 2005; 102 (41), S. A2788–A2039

Dissemond, J., Kappermann, M.; Esser, S. et al: treatment of MRSA as part of biosurgical management of chronic leg ulcer. In: Hautarzt 2002; 53:608–612

Donabedian, A.: Evaluating the quality of medical care. In: Milbank Memorial Fund Quarterly. 44, 1966; S. 166–203

Douglass, J.: Wound Bed Preparation: a systematic approach to chronic wounds. In: British Journal of Community Nursing Wound Care Supplement, 6/2003

Dow et al.: Infection in chronic wounds. In: Ostomy Wound Man 1999; 45(8), S. 23–40

Dräger, E., Winter, H.: Surgical debridement versus enzymatic debridement – benefits and drawbacks. In: Baharestani M., Vanscheidt W.: The clinical relevance of debridement, Springer Verlag 1999

Edsberg. L., Zulkowski. K.: The NPAUP Support Surface Initiative. In: Advances in Skin & Wound Care 2005; 18 (3), S. 164–166

Ellermann, K: Mehr Erfolg durch Kooperation – auch in der Wundbehandlung. In: Heilberufe1999; Heft 2, S. 22–23

Eming, S.A., Smola, H., Krieg, T.: The treatment of chronic wounds: current concepts and future aspects. In: Cells Tissues Organs 2002; 172, S. 105–117

EPUAP: Nutritional Guidelines for Pressure Ulcer Prvention and Treatment. 2005. http://www.epuag.org/guidelines/german_nutritional_guidelines.pdf (Stand12/05)

Etris, M.B. et al.: Evaluation of two wound measurement methods in a multicenter, controlled study. In: Ostomy Wound Management 1994; 40(7), S. 44–48

European Pressure Ulcers Advisory Panel: European Pressure Ulcers Advisory Panel Treatment Guidelines. http://www.epuag.org/gltreatment.html (Stand 04/2004)

Faller, N.A.: Clean versus sterile: areview of the literature. In: Ostomy Wound Management 1999; Vol 45 (5), S. 56–68

Falabella, A.: Debridment of Wounds. In: Wounds 1998; 10 (Supplement C) Seite 1C–9C

Falanga, V. New Therapeutic Approaches in Wound Healing. A Compendium of clinical Research and Practice. In: Wounds 2002; 14(2), S. 47–57

Falanga, V. et al.: Prognostic factors for healing of venous and diabetic ulcers. In: Wounds 2000; 12 (Suppl. A) S. 42A–46A

Fernandez, R., Griffiths, R., Ussia, C: Water for wound cleansing. The Cochrane Library Issue 1/2004.
http://www.Cochrane.org/cochrane/revabstr/ab0003861.htm-8k (Stand 3/2004)

Ferrell, A. et al: A randomized trial of low-air-loss beds for treatment of pressure ulcers. In: Journal of the American Medical Association 1993; 269(4), S. 494–497

Fleischmann, W. et al.: Vacuum assisted wound closure after dermatofasciotomy of the lower extremity. In: Unfallchirurg 1996; (99), S. 283–287

Fleischmann, W. et al.: Biochirurgie – Sind Fliegenmaden wirklich die besseren Chirurgen? In: Der Chirurg 1999; Vol. 70, S. 1340–1346

Fleischmann, W.; Grassberger, M.; Sherman, R.: Maggot therapy: a handbook of maggot assisted wound healing. Thieme Verlag 2004

Flieger R., Schelberger M., Meiners Th.: Aktueller Stand der Dekubitusbehandlung. In: Notfall & Hausarztmedizin 2004; Vol 30, S. 360–368

Franks, P.J. et al.: Randomized trial of vohesive short-stretch versus foru-layer bandaging in the management of vebous ulceration. In: Wound Repair and Regeneration 2004; 12 (2), S. 157–162

Geiß, K.: Arzthaftpflichtrecht. C.H. Beck 1999; S. 126

Gerster, E.; Oral, N.: An jeder Wunde hängt ein Mensch. In: Pflegezeitschrift 1999; Heft 11, S. 763–768

Gerster, E.: Ärzte und Pflegende müssen Partner werden. In: Pflegezeitschrift 1996; Heft 5, S. 2–7

Görres, S.: Bestandsaufnahme, Theorieansätze, Perspektiven am Beispiel des Krankenhaus. In: Robert Bosch Stiftung (Hrsg.): Qualitätssicherung in Pflege und Medizin. Verlag Hans Huber 1999

Grassberger, M.; Fleischmann, W.; The biobag: New device for the application of medicinal maggots. In: Dermatology 2002; 204, S. 306

Hallern von, B.: Chronische Wundbehandlung im Spannungsfeld zwischen Klinik, Arztpraxis und ambulanter sowie stationärer Altenpflege (Teil 1). In: Medizin u. Praxis, Heft 3, 1997

Hampton, S.: Choosing the right dressings for managing arterial ulcers. In: Nurse Prescriber/Community Nurse September 2000; S. 51–54

Harding, K.G. et al.: Topical treatment: wich dressings to choose. In: Diabet Metab Res Rev 2000; 16 (Suppl. 1), S. 47–50

Hasenfuss, S.: Die Einführung pflegerischer Qualitätsverbesserung als zentrale Managementaufgabe. In: Zwierlein, E. (Hrsg.): Klinikmanagement, »Erfolgsstrategien für die Zukunft«. Urban & Fischer 1997; S. 239–247

Höfert, R.: Der Dekubitus ist das System. In: Heilberufe 51/1999, Heft 3, S. 10

Horch, R. E.: Grundlagen und Ergebnisse der Vakuumtherapie in der rekonstruktiven Chirurgie. In: Zentralblatt für Chirurgie 2004; 129 (Suppl), Seite 2–5

Internationaler Konsensus über den Diabetischen Fuß. Leitlinien für die Praxis. Kirchheim & Co GmbH 1999; S. 17ff.

Initiative Chronische Wunden e.V.: Leitlinie Ulcus cruris venosum. Initiative Chronische Wunden e.V. 3. Auflage. Mugler Druck 2003

Kern, M.: Palliativpflege – Richtlinien und Pflegestandards; Bonn 2000

Kern, M.: Zieldefinition in der Behandlung exulcerierender Wunden unter palliativen Gesichtspunkten. In: Metz, C. et al: Balsam für Leib und Seele. Pflegen in Hospiz- und Palliativer Betreuung. Freiburg 2002

Klyscz. T. et al.: Gefäßsport zur ambulanten Therapie venöser Durchblutungsstörungen der Beine. In: Hausarzt 1997, 48 (6) S. 384–390

König, M., Vanscheidt, W. et al.: Enzymatic versus autolytic debridement of chronic leg ulcers: a prospetive randomised trial. In: Journal of Wound Care, 14 (7) S. 320–323

Knight, C.A., Mc Culloch, J.: A comparative study between two compression systems in the treatment of insufficiency leg ulcers. In: Handlungsleitlinien für die Ambulante Behandlung Chronischer Wunden, Blackwell Wissenschafts-Verlag 2001, S. 17

Kramer, A., Adrien, V., Rudolph, P., Kühl, H.: In-vitro-Prüfung der Verträglichkeit ausgewählter antiseptischer Wirkstoffe bzw. Präparate. In: Kramer, A., Wendt, M., Werner, H.P. (Hrsg.): Möglichkeiten und Perspektiven der Klinischen Antiseptik. Verlag mhp 1995, S. 41–48

Kramer, A. et al.: Indikationen und Wirkstoffe zur antiinfektiösen Therapie sekundär heilender Wunden. Möglichkeiten und Grenzen. In: Medizin & Praxis Spezial Wundheilungsstörungen

Kranich, C.: Umfassendes Qualitätsmanagement im Krankenhaus. In: Printer, E., Swart, E., Vitt, D., (Hrsg.): Best of Qualimed. Frankfurt 1998

Krasner, D.: The AHCPR pressure ulcer infection control recommendations revisited. In: Ostomy Wound Management 1999; 45 (1A Suppl), S. 88S–91S

Kühnen, E. et al.: Qualitätsstandards in der mikrobiologisch-infektiologischen Diagnostik MIQ 6. Infektionen der Haut und der subkutanen Weichteile. Urban & Fischer 1999

Kunimoto, B. et al.: Best Practices for the Prevention and Treatment of Venous Leg Ulcers. In: Ostomy/Wound Management 2001; 47(2), S. 34–50

Läuchli, S., Hafner, J., Brunner, U.: SAfW Wundpflege-Kompendium. http://www.safw.ch/wundheilung.htm (Stand 04/2004)

Leng, G.C. et al.: Exercices for intermittent claudicatio. Cochrana Database Syst Rev 2000, (2), CD000990

Lippert, H.: Wundatlas. J.A. Barth Verlag 2001

Lippert, H.: Praxis der Chirurgie. Thieme Verlag 1998, S. 205

Mackey D.: Support Surfaces: Beds, mattressess, Overlays – Oh My! In: Nursing Clinics of North America 2005; (40), S. 251–265

Maklebust, J.: Choosing the Right Support Surface. In: Advances in Skin & Wound Care 2005; 18 (3), S.158–161

Mercier, D., Knevitt, A.: Using topical aromatherapy fort he management of fungating wounds in a palliative care unit. In: Journal of Wound Care 2005; 14 (10), S. 497–501

Meyer, J.: Wunddokumentation unter standardisierten Gesichtspunkten am Beispiel eines neuen Dokumentationsbogens. In: Praxis Journal1998; Heft 1, S. 42–43

Ministry of Health Nursing Department: Nursing Management of Pressure Ulcers in Adults. Nursing Clinical Practice Guidelines 2001; S. 17 (Lagemo et.al.)

Moffatt, C.J., Oldroyd, M.I., Greenhalgh, R.M.: Palpating ankle pulses is insufficient in detecting arterial insufficiency in patients with leg ulceration. In: Phlebology 1994; 9, S. 170–172

Moffat, C.S. et al.: Randomited trial of four-layer and two-layer bandage systems in the management of chronic venous ulcerations. In: Wound Repair And Regeneration 2003; 11(3), S. 166–171

MOH Nursing Clinical Practice Guidelines: Nursing Management of Pressure Ulcers in Adults. 2001; http://www.moh.gov.sg/cmaweb/attachments/publication/pu_mgt_0.pdf (Stand 12/04)

Morykwas et al. VAC® ; a new method for wound control and treatment ; animal studies and basic foundation. In: Ann Plast Surg 1997; 38, S. 535–562

National Institute for Clinical Excellence (NHS): Type 2 diabetes. Prevemtion and management of foot problems. 2004. http://www.guideline.gov/about/inclusion.aspx (Stand 07/04)

Nelson, E.A., Bradley, M.D.: Dressings and topical agents for arterial leg ulcers. Cochrane Database Syst. Rev. 2003; (1):CD001836

New Zealand Guideline Group. Care of People with Chronic Leg Ulcers. An evidence based guideline. 1999; http://www.nzgg.org.nz/index.cfm (Stand 07/04)

Niezgoda, J. et al.: The Management of Lower Extremity Wounds Complicatted by Acute Arterial Insuffiziency and Ischemia. In: Ostomy Wound Management 2004; 50 (5A Suppl), S. 2–11

O'Brien, M.: Exploring methods of wound debridement. In: Br. J. Community Nurse 2002; 7(12 suppl.), S. 10–18

OLG Oldenburg: MedR. 1991, S. 203

Oyibo et al.: A comparison of two diabetic foot ulcer classification systems: the Wagner and the University of Texas wound classification systems. In: Diabetes Care 2001; 24 (1), 84–88

Ovington, L.: Dressings and adjunctive therapies: AHCPR guidelines revisted. In: Ostomy Wound Management 1999; 45 (Suppl.1A), S. 94S–106S

Panknin, H. T.; Püschel, K.; Höfert, R.: Der Dekubitus-Skandal. Tod durch schlechte Pflege? (Zusammenfassung von 3 Titeln). In: Heilberufe1999; Vol. 51 (No.3), S. 8–10

Paul, E.: Wundheilung unter Iruxol. In: Fortschr. Medizin 1990; 35

Plassman, P., Peters, J.M.: Recording wound care effectiveness. In: Journal of Tissue Viability 2001;12:1, S. 24–28

Prete, P.E.: Growth effects of larval extracts on fibroblasts: mechanism for wound healing by maggot therapy: In: Life Science 1997; 60, S. 505–510

Rabe, E. et al.: Bonner Venenstudie der Gesellschaft für Phlebologie. In: Phlebologie 2003; 32, S. 1–14

Ramlet, A.: Compression therapy. In: Dermatol Surg 2002; 28(1), S. 6–10

Registered Nurses Association of Ontario (RNAO): Nursing Best Practice Guideline: Assessment & management of stage I to IV pressure ulcers. 2002. http://www.rnao.org/bestpractices/index.asp (Stand 03/2004)

Registered Nurses Association of Ontario (RNAO): Assessment and management of foot ulcers for people with diabetes. 2005. http://www.rnao.org/bestpractice/completed_guidelines/BPG_C5_assess_Manage_Foot_ulcers.asp (Stand 08/05)

Registered Nurses Association of Ontario (RNAO): Nursing Best Practice Guideline: Assessment and Management of venous leg Ulcers. 2004. http://www.rnao.org/bestpractice/completed_guidelines/BPG_Guide_C4_leg_ulcers.asp

Reimer, W.; Fueller, F.: Der Pflegeprozess. Universitätsverlag Ulm 1998; S. 81–91

Rijswijk, L van, Braden, J.: Pressure Ulcer Patient and Wound Assessment: An AHCPR Clinical Practice Guideline Update. In: Ostomy Wound Management 1999; 45 (Suppl 1A), S. 56S–67S

Roggenkemper D.: Haftungsrechtliche Aspekte elektronischer Dokumente im Krankenhaus. In: PR-Internet Pflegeinformatik 1999; Heft 9, S. 197–202

Röhlig, H-W.: Rechtsfragen in der Wundversorgung. In: Praxis-Journal 2000; Heft 1, S. 35–40

Rufli, T.: Biochirurgie. In: Deutsches Ärzteblatt 2002; 99 (30), S. A2038–A2039

Rüßmann, H.: Das Beweisrecht elektronischer Dokumente. In: PR-Internet 1999; Heft 3, S. 71

Saap, L.J. et al.: Débridement performance index and ist correlation with complete closure of diabetic foot ulcers. In: Wound Repair and Regeneration 2003; 10(6), S. 354–359

Samad, A. et al: Digital imaging versus conventional contact tracing for the objektive measurement of venous leg ulcers. In: Journal of Wound Care 2002; 11:4, S. 137–140

Sapico, F.L. et al.: Quatitative microbiology of pressure sores in different stages of healing. In: Diagnostic Microbiology and Infectious Disease 1986; 5(1), S. 31–38

Scriven et al.: A Prospective Randomised Trial of Four-Layer Versus Short Stretch Compression Bandages for the Treatment of Venous Leg Ulcers. In: Annals of the Royal College of England 1998; 80, S. 215–220

Scharffetter-Kochanek, K., Schüller, J., Meewes, C., Hinrichs, R., Eich, D., Eming, S.A., Wenk, J., Wlaschek, M.: Das chronisch venöse Ulcus cruris – Pathogenese und Bedeutung des aggressiven Mikromilieus. In: Journal der Deutschen Dermatologen Gesellschaft 2003; 1, S. 58–67

Schneider, A.: Juristische Aspekte der Dokumentation. In: Heilberufe 1999; Heft 4, S. 50–54

Schöninger, U.; Zegelin-Abt, A: Hat der Pflegeprozess ausgedient? In: Die Schwester/Der Pfleger 1998; Heft 4, S. 305–310

Sedlarik, K.M.: Unterkühlung – Gefahr für die Wunde? In: Klinik Magazin 92 (7), S. 23–24

Sedlarik, K.M.: Wundheilung. Gustav Fischer Verlag- 2. Auflage 1993, Seite 155–158

Siebolds, M.; Weidner, F: Interprofessionalität und Qualität. In: Mabuse 1998; 115, S. 44–49

Sieggreen, M.: Lower Extremity Arterial and Venous Ulcer. In: Nursing Clinics of North America 2005; 40, S. 391–340

Smola, H., Eming, S.A., Hess, S., Werner, S., Krieg, T.: Wundheilung und Wundheilungsstörungen – Moderne Konzepte zur Pathophysiologie und Therapie. In: Deutsches Ärzteblatt 2001; 98, S. 2400–2406

Stacey, M. et al.: Measurement of the healing of venous legulcer. In: Australia and New Zealand Journal of Surgery 1991; 61, S. 844–484

Steenvoorde, P., Jukema, G.N.: The antimicrobial activity of maggots in-vivo results. In: Journal of Tissue Viability 2004; 14 (3), S. 97–101

Steenvoorde, P. et al.: Maggots Debridement Therapy: Free-Range or Contained? An In-Vivo Study. In: Advances in Skin & Wound Care 2005; 18 (8), S. 430–435

Streckel, S.: Rechtliche Anforderungen an eine EDV-gestützte Dokumentation. In: Die Schwester/Der Pfleger 2000; Heft 1, S. 60–64

Uhlenbruck, W.: Die ärztliche Dokumentationspflicht. In: Laufs, H. et al. (Hrsg.): Handbuch des Arztrechts. C.H. Beck 1992; S. 333

Vetta, F., Ronzoni, S., Taglieri, G., Bollea, M.R.: The impact of malutrition on the quality of life in the elderly. In: Official Journal of the European Society of parenteral and enteral Nurtition 1999; Band 18; Heft 5, S. 259–267

Viethen, G.: Qualität im Krankenhaus, Grundbegriffe und Modelle des Qualitätsmanagement. Thieme 1995, S. 14

Wagner, F.W.: The dysvascular foot: A system für diagnosis and treatment. In: Foot Ankle 1981; 2, Seite 64–122

Wall, S. et.al.: Development of an Evidence-based Specialty Support Surface Decision Tool. In: Ostomy Wound Management 2005; 52 (2), S. 80–86

Weaver, V., McCausland, D.: Revised Medicare Policies for Support Surfaces: a review. In: Journal of Wound Ostomy Continence Nurs. 1998; 25 (1), S. 26–35

Weinhardt, K.: Diabetisches Fußsyndrom. In: Heilberufe 2000; Heft 3, S. 42–45

Wienert, V. et al.: Leitlinie Phlebologischer Kompressionsverband. Phlebologie 2004; 4, S. 131–134

Williams, C.: 3M Cavilon Durable Barrier Cream in skin problem management. In: British Journal of Nursing 2001; 12–25; 10(7), S. 469–472

Willy, C., Gerngross, H.: Der wissenschaftliche Hintergrund der Vakuumversiegelung – Eine Übersicht. In: Zentralblatt für Chirurgie 2004; 129, S. 6

Wilson, C.L. et al.: High incidence of contact dermatitis in leg-ulcer patients – implications for management. In: Clinical and Experimental Dermatology 1991; 16 (4), S. 250–253

Winter, G.D.: Fomation of the scab and the rate of epithelialization of superficial wound in the skin of young domestic pig. In: Journal of Wound Care 1995; 4 (8), S. 366 f.

Witten/Herdecke: Dekubitusprävention. Evidenzbasierte Leitlinie des Wissensnetzwerkes »evidence.de« der Universität Witten/Herdecke. www.patientenleitlinien.de/Dekubitus/dekubitus.html (Stand 04/2004)

Wound Ostomy and Continence Nurses Society (WOCN): Guideline for managemenet of wounds in patients with lower-extremity arterial disease. 2002; http://www.guideline.gov/ (Stand 07/05)

Zimpfer, F.: Das venöse Beingeschwür »Ulcus cruris venosum«. In: ZfW 1998; Heft 3, S. 26

Zulehner, R.: Digitalisierte Pflegedokumentation. Aber wie? In: PR-Internet 1999; Heft 3, S. 56

Zwierlein, E.: Qualitätsmanagement. In: Zwierlein, E. (Hrsg.): Klinikmanagement, »Erfolgsstrategien für die Zukunft«. Urban & Fischer 1997, S. 186

Register